clave

El doctor **Alejandro Junger** es autor de *Clean*, el éxito en ventas del *New York Times*. Terminó sus estudios en New York University Downtown Hospital y llevó a cabo su especialidad en cardiología en Lenox Hill Hospital en la ciudad de Nueva York. Tras terminar sus estudios en medicina, el doctor Junger estudió medicina oriental en la India. Junger logra conjugar lo mejor de varias corrientes para crear un sistema de desintoxicación que no afecta la salud y que ofrece beneficios a largo plazo.

Puedes visitar su sitio de Internet en www.cleangut.com

ALEJANDRO JUNGER

Intestino sano vida sana
El método Clean: El programa definitivo para prevenir las enfermedades y mejorar radicalmente tu salud

Traducción de
Remedios Diéguez Diéguez

DEBOLS!LLO

Intestino sano vida sana
*El método Clean: El programa definitivo para prevenir
las enfermedades y mejorar radicalmente tu salud*

Título original: *Clean Gut*
Publicado por acuerdo con HarperOne, un sello de HarperCollins Publishers

Primera edición en Debolsillo: marzo, 2018

D. .R. © 2013, Alejandro Junger M.D.
D. R. © 2014 *Intestino sano vida sana*

D. R. © 2018, derechos de edición mundiales en lengua castellana,
excepto España, Panamá, Uruguay, Argentina y Venezuela:
Penguin Random House Grupo Editorial, S. A. de C. V.
Blvd. Miguel de Cervantes Saavedra núm. 301, 1er piso,
colonia Granada, delegación Miguel Hidalgo, C. P. 11520,
Ciudad de México

www.megustaleer.com.mx

D. R. © 2013, Remedios Diéguez Diéguez, por la traducción

ISBN: 978-607-316-243-2

Impreso en México – *Printed in Mexico*

El papel utilizado para la impresión de este libro ha sido fabricado a partir de madera procedente
de bosques y plantaciones gestionadas con los más altos estándares ambientales, garantizando
una explotación de los recursos sostenible con el medio ambiente y beneficiosa para las personas.

Penguin
Random House
Grupo Editorial

"*Intestino sano vida sana* es ¡absolutamente fantástico!
…es una guía valiosa a un estilo de vida duradero y
sostenible de salud y felicidad. Bravo."
–JEREMY LONDON, MD, cirujano cardiovascular, torácico y
vascular en Savannah Vascular and Cardiac Institute

"El Dr. Junger acertó totalmente en *Intestino sano vida sana*.
El primer paso para sanar tu salud es sanar tu intestino.
Si tú o alguien que conoces quiere alcanzar un estado
de salud óptimo, leer este libro es esencial."
–AMY MYERS, MD, fundadora y directora clínica de Austin UltraHealth

"*Intestino sano vida sana* del Dr. Junger es sorprendente.
Este programa claro y completo encaja perfectamente con métodos
espirituales y nutricionales holísticos, empíricos y probados para lograr
que el microbioma, nuestra microcomunidad interna, vuelva a ponerse
de nuestro lado para lograr una existencia dichosa."
–ROBERT THURMAN, Profesor Jey Tsong Khapa del programa de
estudios budistas de Columbia University y cofundador de Tibet House.

Dedico este libro a Carla, mi mujer, mi alma gemela.
Cuka, mi corazón está en tus manos.
No podría estar en mejores manos... Te quiero.

Contenido

1

El origen de las enfermedades

Mi primera lección de medicina tuvo lugar cuando era un niño y vivía en Uruguay, muchos años antes de que empezase a estudiar en la facultad. La recibí de la persona más inesperada. Yo siempre andaba «persiguiendo» a nuestro jardinero, Fermín. Observé que cuando veía un árbol con mal aspecto, inspeccionaba sobre todo las raíces y la tierra de alrededor. Las hojas sólo las miraba de pasada. A continuación, trazaba un plan: más agua, menos agua, fertilizante, eliminar plagas, o cualquier otro remedio que llevase en la caja de herramientas. Yo me preguntaba por qué perdía el tiempo con las raíces, si estaba claro que el problema radicaba en las hojas. Es decir, ¡yo veía el problema con mis propios ojos!

Cuando preguntaba a Fermín por qué se preocupaba tanto por las raíces, me respondía con una sonrisa: «Chico, así es como lo ha diseñado la naturaleza. La salud y la enfermedad de tu árbol empiezan en las raíces». En aquel momento, lo primero que pensé (si no recuerdo mal) fue algo así: «Vale, lo que tú digas», pero no podía discutir sobre los resultados de Fermín. Siempre abordaba los problemas actuando sobre las condiciones que rodeaban a las raíces. Las hojas volvían a ser abundantes y verdes. Fermín era un buen jardinero y un hombre sabio.

La razón por la que explico que ésa fue mi primera lección de medicina es que después de ocho años estudiando, seis años de prácticas y quince años más como profesional, llegué a la conclusión de que la buena medicina se parece mucho a la buena jardinería. Imagina que tienes un árbol por el que sientes auténtico cariño. Un día observas que las hojas se han vuelto marrones. Entiendes que pronto se marchitarán y caerán. Imagina que llamas a un experto y que después de examinar las hojas te recomienda que las pintes de verde y las pegues a las ramas para que parezca que el árbol está sano. ¡Todos estaríamos de acuerdo en que sería una locura! Si quieres que tu árbol esté realmente sano, no puedes limitarte a tapar el problema. Tienes que llegar a la raíz. Como decía Fermín.

Cuando estudiaba en la Facultad de Medicina, la tendencia era especializarse más y más. Los médicos se convertían en expertos en un órgano, o incluso en una parte de un órgano. La tecnología ayudó no sólo a detectar problemas, sino también a tratarlos. Los avances científicos eran fascinantes, y la población sentía un gran respeto por la medicina. La gran ironía de nuestro éxito, sin embargo, fue que sólo conseguimos aprender a pintar mejor las hojas. Fuimos mucho más allá que los jardineros que pintan de verde las hojas marchitas. Cortamos ramas enteras y las sustituimos por otras sanas. O creamos ramas y hojas artificiales. Llegamos a ser tan buenos atacando enfermedades y síntomas que nos olvidamos de buscar su origen.

Tomemos el ejemplo de la respuesta de la comunidad médica a las inflamaciones. Tras acabar mi formación como cardiólogo, en 1988, los científicos empezaron a darse cuenta de que todas las enfermedades crónicas, por muy distintas que fuesen y con independencia de la parte del cuerpo en la que se manifestasen, compartían un síntoma común: la inflamación. Identificada como precursora de la enfermedad, el *establishment* médico se centró en combatirla. Se convirtió rápidamente en la «nueva enfermedad de moda». Se escribieron cientos de artículos, estudios y libros sobre ella. Surgieron nuevas industrias para combatirla. Si la lucha contra la inflamación ayudó a muchas personas a aliviar su sufrimiento, también es cierto que en realidad sólo se trata del primer síntoma de una enfermedad. La lucha contra ella no es más que otro ejemplo del intento de la medicina moderna por mantener las hojas sanas y verdes mientras la planta se está muriendo. Sigue siendo necesario llegar al origen de la enfermedad.

Es lo que hace *Intestino sano vida sana*. Antes de una enfermedad crónica se produce inflamación, pero antes de la inflamación tiene lugar una disfunción del intestino. Los tratamientos antiinflamatorios ayudan, pero la restauración del intestino corrige el problema de raíz.

En estas páginas explico la conexión entre la salud global y una zona concreta del cuerpo: el intestino. Expongo que el origen de casi todas las enfermedades crónicas está en el intestino. Descubrirás que la mayoría de las «enfermedades» que se diagnostican en proporciones epidémicas (dolencias cardiacas, cáncer, enfermedades autoinmunes, insomnio, depresión, asma, diabetes y artritis, por ejemplo) se remontan a un intestino dañado e irritado.

Aunque no te hayan diagnosticado una enfermedad específica, muchas de las pequeñas dolencias que tal vez sufras (cansancios, dolores, alergias, cambios de humor, falta de libido, halitosis, olor corporal, eccema, estreñimiento) también podrían estar relacionadas directamente con una disfunción del intestino. Además, un intestino dañado provoca envejecimiento prematuro. En general, esos síntomas se justifican y se atribuyen al desgaste inevitable del cuerpo, pero en última instancia están relacionados de manera directa con la salud del intestino y se pueden invertir mediante un programa de reacondicionamiento.

De hecho, la mayoría de los problemas de salud que afectan a la población mundial actual se deben a un intestino alterado o dañado. Resulta imprescindible que esta herramienta de información y salud, de vital importancia, llegue a todo el mundo. *El método Clean para el intestino* es un camino probado para evitar las enfermedades y recuperar el poder de disfrutar de una vida realmente sana. En mi primer libro, *El método Clean*, expliqué que los químicos tóxicos a los que estamos expuestos y las condiciones tóxicas que creamos en nuestro entorno son los responsables de muchos de nuestros problemas de salud. Nadie puede escapar de esa realidad. Y es más cierta ahora que nunca. Existen grandes beneficios si se aprende a activar y cuidar los órganos y sistemas desintoxicadores del cuerpo. El método Clean de veintiún días ha ayudado en ese sentido a miles de personas.

En *Intestino sano vida sana* comparto un nuevo y eficaz programa, una herramienta decisiva para atacar de forma preventiva y eliminar las enfermedades desde su origen. No tenemos que esperar a estar enfermos para ponernos bien. Me explico: las toxinas más comunes proceden de nuestra alimentación, y es el intestino quien soporta su embate. Incluso las toxinas que se absorben a través de la piel y los pulmones acaban causando estragos en el intestino. Dúchate con agua sin filtrar en cualquier ciudad y acabarás con cierta cantidad de cloro en tu circulación sanguínea. El cloro llega hasta las células que revisten el intestino y perjudica a las bacterias buenas del mismo. La realidad es que la vida actual *no* es respetuosa con la salud del intestino.

Resulta incuestionable que la salud humana está en crisis. Cada vez hay más enfermedades. Parece que todo el mundo sufre alguna, nos sometemos a análisis y tomamos medicamentos sin y con receta. Las enfermedades crónicas van en aumento. Cada vez más personas son diagnosticadas con enfermedades más diversas. Se nos está yendo de las manos. Cuando estudiaba medicina, conocí a muchos pacientes con cáncer en el hospital, pero no en mi vida personal. Actualmente, en cambio, muchos de mis amigos tienen cáncer y cada vez más personas que conozco reciben ese diagnóstico. Enfermedades que eran raras en la década de 1980, como las autoinmunes, ahora son epidemias globales.

No sólo la salud humana está en crisis; el estado de nuestro sistema médico también está al borde del colapso. Los médicos no tienen ningún reparo en diagnosticar sin más, solicitar pruebas sofisticadas y recetar tratamientos que incluyen cirugías drásticas y combinaciones radicales de medicamentos para silenciar los síntomas. Esas combinaciones químicas suelen ser eficaces en la eliminación de los síntomas, pero también resultan tóxicas. Numerosos problemas de salud, e incluso algunas muertes, se deben a tratamientos prescritos a los pacientes por médicos competentes.

Recetar una pastilla para suprimir los síntomas de una enfermedad se parece mucho a pintar de verde las hojas marrones de un árbol enfermo. Se trata de una mala práctica de jardinería. Y no funciona. Hablo con personas de todo el mundo y percibo una frustración general respecto al estado actual de la medicina. La gente está decepcionada con los médicos y preocupada por la falta de información, de soluciones reales y duraderas. Nos enseñaron a confiar en los médicos, a sentir fascinación por la ciencia y a estar agradecidos a ella, pero esa fe ciega en la profesión médica está empezando a desvanecerse.

Muchos pensamos que diagnosticamos más enfermedades porque avanzamos cada vez más en ciencia y tecnología. Resulta muy sencillo aceptar el estado actual de la profesión médica y pensar que sin ella, las cosas probablemente irían mucho peor. Nos dicen, y esperan que lo creamos, que las enfermedades son una combinación de mala suerte y malos genes, que las enfermedades aparecen principalmente cuando el cuerpo hace algo mal.

Los síntomas se agrupan en síndromes, que se clasifican por sistemas. En general, se necesita una serie de pruebas de laboratorio para confirmar un diagnóstico. El tratamiento es casi siempre un plan tipificado que consiste sobre todo en cirugías y medicamentos. No importa qué paciente tiene una enfermedad determinada, sino qué enfermedad determinada tiene un paciente. La medicina moderna ofrece el mismo tratamiento para el mismo diagnóstico, seas quien seas.

No tiene por qué ser así. Al centrarnos en la salud del intestino, podremos eliminar la enfermedad desde su origen y proteger nuestra salud a largo plazo. Aunque hayas seguido el método Clean o cualquier otro programa de desintoxicación y ya hayas eliminado la mayor parte de la exposición a agentes químicos dañinos, es probable que tu intestino siga necesitando una renovación profunda. Los alimentos orgánicos, sin agentes químicos, también pueden influir de manera negativa en la salud del intestino si no se combinan adecuadamente o se toman con la frecuencia o en la cantidad equivocadas. Determinados alimentos (como el azúcar, el café y los lácteos) que tal vez no hayas identificado todavía, podrían ser detonantes tóxicos que ponen en marcha un aluvión de reacciones que perjudican tu salud desde la misma raíz.

Todas esas influencias negativas y tóxicas alteran el intestino. Pasarse a una dieta «sana» no es suficiente. Es preciso tomar medidas especiales y responder a unas condiciones específicas para ayudar a nuestro cuerpo en su intento de restaurarse a sí mismo. Es lo que hacemos con otros órganos cuando el daño va más allá de la «autorreparación natural».

Dentro de la comunidad médica, la palabra *intestino* se define sin demasiada precisión. Habitualmente se emplea como sinónimo del tubo digestivo. En mi caso, cuando empleo el término, me refiero a algo más: incluyo también los organismos vivos del interior del intestino, la flora intestinal, y los sistemas inmune y nervioso del intestino, así como las paredes del mismo. El cuerpo no distingue entre esas partes. Y nosotros tampoco deberíamos hacerlo. Todos esos órganos y tejidos conforman el intestino, uno de los instrumentos más complejos e importantes del cuerpo. Tu salud y tu bienestar dependen del buen funcionamiento de todas esas partes, en todos sus niveles y de más maneras de las que podrías imaginar. En realidad, es muy sencillo: si sabes cómo funciona tu intestino y entiendes cómo restaurarlo y mantenerlo limpio, conseguirás una salud excelente y duradera.

El intestino realiza funciones esenciales. Los diferentes órganos que lo conforman, aunque trabajan de manera independiente, permanecen en constante comunicación entre sí a través de los nervios y las hormonas. El funcionamiento del intestino tiene un efecto directo e indirecto en cada una de las células del cuerpo humano, desde las de la médula ósea hasta el cabello y la piel. En muchos casos, las disfunciones intestinales provocan síntomas en las partes del cuerpo más inesperadas. Una erupción cutánea, por ejemplo. Cuando notas un sarpullido, acudes al dermatólogo. Dado que es algo que se puede ver y sentir, lo más probable es que el dermatólogo centre ahí su atención y te recete una pomada para eliminarlo o para calmar el picor que lo acompaña. En otras palabras, el dermatólogo se limita a pintar de verde las hojas marrones. Éste es sólo un ejemplo de cómo una disfunción en el intestino se manifiesta como un síntoma en otra parte (en cualquier parte) del cuerpo. Existen muchos otros. Como les digo a mis pacientes, el intestino es el gran embaucador del cuerpo, siempre está oculto. Engaña a casi todo el mundo, incluyendo a médicos, incluso a los gastroenterólogos, para que piensen que se encuentra en perfecto estado, que el *auténtico* problema está en otra parte.

La profesión médica continúa minimizando o ignorando por completo la salud del intestino a la que me refiero en este libro. La prevención en gastroenterología se limita a una colonoscopia para la detección precoz y la extirpación de pólipos. Los médicos buscan constantemente un nexo entre órganos específicos y determinadas enfermedades y gérmenes sin tener en cuenta el intestino. O se centran en los órganos que parecen tener un impacto más inmediato en nuestra supervivencia, como el corazón (que tiene que seguir latiendo), los riñones (que tienen que filtrar la sangre) o el cerebro (que tiene que poner en marcha las neuronas). La medicina moderna continúa siendo una industria dedicada a recetar medicamentos para cada enfermedad en gran parte porque muy pocos médicos prestan atención al intestino. Del mismo modo que el secreto de un jardín exuberante empieza en las raíces de las plantas, la salud del cuerpo empieza en el intestino, sus propias raíces internas. El intestino es el centro de la salud, la enfermedad y la disfunción. Si quieres saber por qué tus hojas se están poniendo marrones, presta atención a tu intestino.

El método Clean ayudará a tu cuerpo a reparar tu intestino. Sea cual sea tu estado de salud actual, te beneficiarás de este programa. Basado en los cuatro principios de la medicina funcional (eliminar, reponer, reinocular y reparar), el programa Clean para el intestino se divide en dos fases. La primera es una dieta de veintiún días que se centra en consumir alimentos fácilmente digeribles, bajos en azúcar, al tiempo que se eliminan los productos que provocan disfunciones del intestino. Como «ayuda exterior», incluye los suplementos necesarios para los diferentes aspectos de la reparación del intestino. La segunda fase, la crucial, es un proceso de reintroducción de siete días cuyo objetivo consiste en identificar los alimentos que más nos perjudican. Esos detonantes tóxicos, como yo los llamo, deben ser identificados para restaurar y mantener la salud del intestino. Se trata de un programa completo, fácil de integrar en la vida diaria y con el potencial para curar y restaurar la parte del cuerpo más castigada día a día: el intestino.

Todos tenemos el intestino dañado en mayor o menor medida, y todos sufrimos las consecuencias en nuestra salud diaria y a largo plazo. Si el intestino no funciona bien, simplemente perdemos toda oportunidad de conseguir una buena salud a largo plazo. Cuando reparamos el intestino y eliminamos la causa de la enfermedad, los síntomas mayores y menores desaparecen: descubrimos qué significa estar realmente sano.

Para algunas personas, puede tratarse de una mejora muy sutil, pero las mejoras sutiles a veces son extraordinarias. Un buen amigo mío lleva una vida realmente sana. Jimmy come bien y realiza ejercicio de manera habitual. Dice que siempre se siente estupendamente. Pero por ser amigo mío ha tenido que escuchar mis explicaciones sobre lo que observo en muchas personas. Un día, llevado por la curiosidad, decidió probar el programa Clean para el intestino. Después, me explicó que respiraba de manera más lenta y profunda, y que sentía el aire en sus pulmones fresco y renovado, algo que no había experimentado nunca. Me dijo también que se sentía más despierto y más consciente, que la respiración le aportaba más satisfacción y placer. El resultado: una experiencia mejorada y más clara de cada minuto del día.

En el caso de otras personas, los resultados serán más profundos. Magdalena, por ejemplo, siempre se sentía cansada y tenía muchos síntomas que la debilitaban: boca y ojos secos, dolores articulares, múltiples infecciones que se prolongaban durante semanas, etc. Visitó a varios médicos hasta que uno le diagnosticó el síndrome de Behcet, una enfermedad autoinmune. Le dijo que el tratamiento, dada la severidad de su enfermedad, era el metotrexato, un agente de quimioterapia empleado también en varios tipos de cáncer. Lo que más asustó a Magdalena fue que el tratamiento reducía considerablemente las posibilidades de quedarse embarazada. Contactó conmigo desde Uruguay poco después. Le recomendé que empezase el programa Clean para el intestino como prueba antes de comenzar con el tratamiento de metotrexato. Pasados veintiún días, la mayoría de los síntomas de Magdalena habían desaparecido por completo o se habían suavizado considerablemente. Me explicó que nunca se había sentido tan fuerte, tan bien y tan sana. Decidió prescindir del tratamiento e intentar quedarse embarazada.

Tanto si pretendemos reparar los pequeños daños inevitables como eliminar enfermedades desde su origen, mejorar la salud del intestino ha proporcionado a mis pacientes un nuevo estado de salud y de vitalidad que nunca habían imaginado. Este enfoque sobre la reparación del intestino es la herramienta curativa más poderosa de mi «caja de herramientas» médicas, y ha ayudado a muchos de mis pacientes en todo el mundo. Ahora tú también puedes conseguirlo siguiendo el programa Clean para el intestino tal como se indica en el capítulo 6. Recuperarás la salud de tu intestino y evitarás la aparición de enfermedades.

Del mismo modo que Clean no es el resultado de pruebas clínicas multimillonarias o de un programa patrocinado por una empresa farmacéutica, *Intestino sano vida sana* es el resultado de mi viaje personal, espiritual y profesional, un viaje que me ha llevado por todo el mundo hasta regresar a mi primera lección con Fermín.

2

El paciente, el maestro y el médico

No es que un buen día me despertara y decidiera reinventarme como médico. Lo que sucedió es que buscaba desesperadamente soluciones para mis propios problemas de salud.

Después de una intensa residencia en Beekman, el hospital del centro de la Universidad de Nueva York, y de una agotadora temporada como becario de cardiología en el hospital de Lenox Hill (donde dirigí la unidad de cuidados intensivos durante las noches de guardia), mi salud estaba por los suelos. Seis años enteros de jornadas interminables, noches de vigilia y una dieta a base de cenas calentadas en el microondas y comida rápida habían acabado pasando factura a mi sistema. Estaba agotado y con sobrepeso, deprimido y en un estado de malestar constante. Mis alergias estacionales, que se desarrollaron poco después de llegar a Nueva York, se convirtieron en una tortura de estornudos, picor y tos que duraba todo el año. Lo que comenzó siendo un estreñimiento leve (consecuencia de los menús para llevar, los tentempiés de máquina, las comidas conjuntas con el personal clínico y los platos de la cafetería del hospital) empeoró y pasó a estar acompañado de dolor abdominal, calambres, hinchazón y episodios explosivos de diarrea (en ocasiones, a los pocos minutos de comer). Me salían ampollas en los labios si estaba mucho rato al sol. Tenía hemorroides. La mayoría de los días, no funcionaba. Para ser sincero, no *quería* funcionar.

Lo único que me apetecía era darme por vencido, así que decidí buscar la ayuda de mis colegas. Visité a tres especialistas: un alergólogo, un gastroenterólogo y un psiquiatra. Acabé con siete recetas para tres diagnósticos distintos: alergias severas, síndrome de colon irritable (SCI) y depresión. La idea de tomar productos químicos el resto de mi vida con el fin de silenciar los síntomas no tenía sentido, así que empecé a buscar respuestas fuera del mundo hospitalario y médico. Ese viaje me llevó al primero de mis tres momentos de descubrimiento, tres visiones aclaratorias sobre la vida (y la salud) que todavía hoy continúan dando forma a mi enfoque holístico de la medicina y la salud.

Empieza el viaje: una sutil vista previa del despertar

Dado que mi síntoma más preocupante era la depresión, organicé visitas con terapeutas, asesores y trabajadores sociales. También leí libros de autoayuda de Nathaniel Branden, Gay Hendricks y Wayne Dyer, además de la obra de Shakti Gawain sobre visualización creativa. Mi búsqueda me llevó hasta una escuela de meditación, donde aprendí que se puede alcanzar un estado de presencia ininterrumpida a través de la meditación, un estado que se parece a una paz emocional perpetua. Conseguí vislumbrar ese estado durante un curso intensivo de meditación, un fin de semana, con la maestra de la escuela, una hindú radiante que enseña esos principios con ejemplos.

En el curso intensivo se alternaban sesiones de canto, meditaciones en silencio y también otras reuniones en las que los alumnos y los monjes de la escuela compartían sus experiencias personales. Asistí a todas las sesiones programadas y me esforcé al máximo en las meditaciones en silencio. Sin embargo, no ocurría nada. Ni siquiera podía permanecer sentado, callado y con los ojos cerrados durante unos minutos. En un momento dado, un alumno francés empezó a explicar cómo había cambiado su vida gracias a la meditación. Su historia era muy similar a la mía. Había sido un niño feliz, pero en algún momento su mente se oscureció y se llenó de pensamientos negativos. Me identifiqué con todo lo que explicaba, y ocurrió algo realmente extraño. De pronto, la sala se oscureció y me sentí encerrado, como si estuviese pasando a una visión de túnel. Sólo veía el rostro de aquel francés, que comenzó a acercase más y más a mí. Me miraba directamente a los ojos y se acercaba hasta que ¡*bam!*, intercambiamos nuestras posiciones físicas. Él era yo, y yo era él. Pero en realidad no era él. Sólo estaba experimentando su posición estratégica, mirando a través de sus ojos y viendo mi propio cuerpo en la distancia. Cuando acabó su relato, y todos empezaron a aplaudir, regresé de inmediato a mi cuerpo mientras observaba al francés agradeciendo los aplausos. Pensé que podría tratarse de una alucinación.

Me levanté rápidamente, empapado en sudor, y fui a sentarme a la cafetería; me tomé algo y me recompuse. Prema, residente en la escuela desde hacía mucho tiempo, se acercó a mí y me dijo que estaba pálido. Me preguntó si me encontraba bien. Después de explicarle lo que me había ocurrido, me animó a participar en la siguiente sesión de cantos. De camino a la sala, en un pasillo vacío, nos encontramos de frente con la maestra de meditación. Nos paramos los tres; la maestra me miró a los ojos, me preguntó mi nombre y cómo me ganaba la vida. Le dije que era cardiólogo. «Ah, el corazón...», dijo con una gran sonrisa. Y sin mediar palabra, me dio un manotazo en el pecho y continuó su camino. Perdí la sensibilidad en las piernas, y después en todo el cuerpo. El pasado, el presente y el futuro se fundieron en una abrumadora sensación de paz, alegría y atemporalidad.

Aquél fue el momento de mi renacer espiritual. Cuando mi maestra de meditación me dio en el corazón, entré en un estado muy difícil de describir. Mi conciencia estaba en todas partes, y experimenté una inmensa sensación de paz que no había conocido nunca. Probablemente, ese sentimiento duró menos de un minuto, pero a mí me pareció una eternidad. Sentí que me tiraban de la mano y poco a poco noté que Prema me estaba zarandeando y preguntándome si me encontraba bien. Enjugó las lágrimas (de felicidad) de mi rostro y me llevó de regreso a la sala.

Durante las dos semanas siguientes experimenté varios episodios similares de manera espontánea. Deseaba entender qué era lo que ocurría, de manera que regresé varias veces a la escuela, hablé con gente, vi vídeos y leí los libros que tenían en la biblioteca. Basándome en lo que aprendí, estaba percibiendo una sutil «vista previa» de cómo sería mi divinidad interior. Cuando recibimos la iniciación, entramos a nuestros reinos espirituales interiores cuando la energía *kundalini* enroscada en la base de la columna vertebral empieza a desenroscarse y a tirar hacia arriba a través de los 72.000 canales de energía (llamados *nadis*) que conectan los *chakras* de abajo arriba. Mediante la práctica se despliega la conciencia espiritual. Finalmente, la energía llega al *chakra* de la coronilla, el *sahasrara,* la puerta hacia una conciencia superior, donde podemos experimentar claridad y tener percepciones más allá de la visión ordinaria.

Aproximadamente un mes después de mi primera experiencia de una mente tranquila y plenamente presente, la escuela de meditación anunció que necesitaba un médico para su sede en la India. Su puesto de primeros auxilios requería a un nuevo médico, ya que muchos de los monjes estaban enfermando y el médico anterior se había marchado. Rellené la solicitud y la envié. Unos días después me preguntaron: «¿Cuándo puede venir?».

La India me descubrió un mundo nuevo, tanto en el sentido literal como metafórico. Allí estudié mucho más que meditación. Me enseñaron nuevas modalidades de curación y aprendí más sobre yoga, filosofías hindúes y espiritualidad. Además, dirigí una clínica con especialistas de diferentes modalidades. Mi trabajo incluía coordinar un equipo de voluntarios de todo el mundo que trataban a la numerosa población en aquella escuela de meditación concreta. Utilizábamos un autobús del centro escolar a modo de hospital itinerante para llegar a los pueblos del entorno, algunos de los lugares más pobres del planeta, donde encontrábamos a multitud de pacientes que necesitaban nuestra ayuda. Fue una de las experiencias más satisfactorias de mi vida. Nunca la habría vivido si hubiese seguido el camino tradicional de un médico como yo en América.

Practiqué por primera vez la medicina integradora, un término que no conocía, y me sentía mucho más próximo a la idea que tenía de joven de lo que debía ser un médico. Era realmente integradora, en toda la extensión de la palabra, ya que mi equipo no constaba únicamente de médicos con formación clásica como la mía. Había especialistas en medicina ayurvédica y china, enfermeras, quiroprácticos, masajistas, acupuntores, practicantes de *reiki* e instructores de meditación, entre otros. Cada uno aportaba un enfoque y una filosofía distintos. Todo aquello me maravilló. Escuché las explicaciones de otros médicos acerca de sus puntos de vista sobre la enfermedad y la salud, explicaciones totalmente coherentes que mi educación formal no me había enseñado. Observé cómo se curaban los pacientes utilizando hierbas, tomando o evitando determinados alimentos, y con masajes.

Por supuesto, había casos en los que se recurría al uso de medicamentos y cirugía, en la tradición de la medicina occidental, pero en cuanto me sumergí en aquel entorno de sanación integradora empecé a darme cuenta de que no existía una medicina «alternativa», ni siquiera una «tradicional». Simplemente, se trataba de sentido común. En todos los casos buscábamos y tratábamos la causa de los desequilibrios del cuerpo. A diferencia de la medicina occidental, hacíamos algo más que tratar los síntomas para mantenerlos a raya. Cuidábamos del cuerpo como un todo, eliminábamos los obstáculos que encontraba y le proporcionábamos lo que le faltaba para recuperar un ritmo beneficioso para su salud. En la mayoría de los casos, los pacientes recobraban la salud sin utilizar medicamentos. Una de las herramientas más poderosas era la alimentación. Por primera vez, empecé a entender el viejo dicho que califica el alimento de medicina. Ahora, cuando miro hacia atrás, veo que el tiempo que pasé en la India me preparó para darme cuenta de los efectos de gran alcance de la salud del intestino en la salud general.

Mi año en la India fue, como mínimo, transformador. Dejé de percibir los límites entre la medicina «oriental» y la «occidental». Ya no consideraba que la medicina estuviese dividida en diferentes categorías o escuelas de pensamiento (por ejemplo, «complementaria» y «convencional»). Para mí, todas las tradiciones y prácticas médicas habían pasado a ser una sola, lo que yo llamaba «medicina de mente abierta». El objetivo de un médico como yo era sacar lo mejor de cada tradición y, sin juzgar, utilizar ese amplio bagaje de conocimientos para servir a cada persona como individuo único. Además de mi cambio de perspectiva sobre la medicina, también cambié físicamente. Muchas de las dolencias físicas que tanto me incomodaban cuando vivía en América habían mejorado.

Cuando regresé a Estados Unidos, sentía el deseo de compartir mi experiencia y mis nuevos conocimientos con mis colegas occidentales, pero no sabía cómo hacerlo ni por dónde empezar. Decidí viajar hasta la escuela de meditación para realizar una residencia breve. A mi confusión sobre lo que debía hacer a continuación se sumó el hecho de que la escuela estaba planificando la construcción de un nuevo hospital en la India. Sentí la tentación de regresar y colaborar en el proyecto. Sin embargo, ni siquiera estaba seguro de querer seguir practicando la medicina. Había perdido el rumbo. Corría el año 1999; yo tenía treinta y cinco años. Un amigo me recomendó que hablase con la maestra de meditación, de manera que solicité un encuentro privado. Antes de que me diesen cita, me dijeron que charlara con uno de los monjes de la escuela. «Es estupendo hablar con la maestra, pero ¿estás listo para tomar el mando?», me preguntó. Regresé a mi habitación para pensar y meditar. Recordé el estado en el que me dejó la maestra después de darme en el pecho, y no me quedó ninguna duda de su autenticidad. Me sentí preparado para asumir cualquier cosa sin importarme las consecuencias.

Uno no puede visitar a una maestra como aquella con las manos vacías, de manera que compré unas flores y un coco. Se los ofrecí mientras me inclinaba y me arrodillaba ante ella. Después de darme las gracias por mi trabajo en la India, le expliqué mi confusión: «Vine a América para estudiar y formarme, con la idea de ser un gran cardiólogo, pero ahora estoy perdido. ¿Debería quedarme en la escuela? ¿Debería seguir practicando la medicina?». Ella me respondió, sencillamente, que tenía que hacer lo que tenía que hacer. Tenía que salir al mundo y hacer mi trabajo, y mi trabajo consistía en hacer lo que hiciese con el corazón abierto. Me dijo que tal vez descubriría algo que ayudaría a muchas personas. Algo que no había estudiado en la facultad, pero dado que soy médico, la gente creería en mí. Y que, quizá, lo que descubriese llegaría a conocerse en todo el mundo. Entonces no podía imaginar que se estaba refiriendo a mi comunidad Clean, que empezaría a tomar forma diez años después de aquel encuentro.

Al final de nuestra conversación, mi maestra se despidió: «Y ahora vete». Sin embargo, cuando me levanté para marcharme, me pidió que esperase un momento, me miró intensamente a los ojos y, con toda tranquilidad, me dijo que tenía dos instrucciones para mí. «No te preocupes. No te apresures». A continuación hizo un

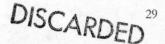

gesto con la mano y me dijo que ya podía irme. De repente, cuando me dirigía hacia la puerta, sentí su mano en mi hombro, como si se hubiese teletransportado por arte de magia desde el otro lado de la sala. Tuve la sensación de que me obligaba a girarme, y añadió enérgicamente: «¡Alejandro! Lo digo en serio. No te preocupes y no te apresures».

Dejé la escuela de meditación y regresé a Manhattan. Curiosamente, las cosas fueron encajando aunque yo nunca hice planes formales. Viajé a Los Ángeles para ser padrino en la boda de un amigo. Después de las celebraciones, me quedé en casa de los recién casados para cuidar de su perro mientras estaban de luna de miel. Empecé a conocer al vecindario y redacté un currículum. Conseguí un permiso especial para trabajar en zonas desfavorecidas y logré un puesto en la ciudad de Joshua Tree, a un par de horas al este de Los Ángeles (cerca de Palm Springs). Así que me mudé al desierto de California. El puesto era muy activo y lucrativo, pero pronto me di cuenta de que había regresado al tipo de vida del que había tratado de huir por todos los medios. Tenía una media de siete minutos para cada paciente, por lo general para recetarles medicamentos y solicitar pruebas y más pruebas. Era virtualmente imposible llevar una vida tranquila entre todos los compromisos y responsabilidades. Me estaba consumiendo en mi nuevo puesto como cardiólogo, en una consulta con muchas visitas, con privilegios de admisión en los cuatro hospitales locales (cada uno con su propio montón de burocracia con la cual lidiar). Además de los efectos de los traslados interminables en coche en respuesta a las llamadas (mañana, tarde y noche), y de acudir a las urgencias, hacía malabares para que la consulta fuese rentable al tiempo que hacía guardias y trabajaba también en unidades de cuidados intensivos. Me sentía como si fuese más rápido que la luz, sin tiempo para mí mismo, sin olvidar que no tenía tiempo de calidad para dedicarlo a mis pacientes.

Aquella experiencia fue totalmente opuesta a cómo había aprendido a cuidar a los pacientes en la India. Estaba participando en un sistema diseñado para fomentar las pruebas, la medicación y la cirugía en lugar de dar un paso atrás y tratar de entender la causa de la enfermedad antes de abordar los síntomas físicos. Me sentía atrapado por un sistema médico feroz que tenía más que ver con el dinero y la política que con los verdaderos *cuidados* sanitarios. Quería cambiar aquel sistema arraigado y «enfermo», que fomentaba la enfermedad en lugar del bienestar, pero me encontré con muchos obstáculos.

Mi segundo momento de descubrimiento: toxicidad global

En poco tiempo, la salud que había recuperado en la India empeoró de nuevo. A medida que el estrés, las cenas a horas intempestivas y las comidas de cafetería volvieron a ser cotidianos para mí, ocurrió lo mismo con el SCI y la depresión. Con frecuencia me preguntaba si estaba mejor que muchos de mis pacientes. En aquella ocasión, sin embargo, no fue un viaje a un país extranjero lo que me rescató. Fue una visita sorpresa de mi amigo Eric, diez días después de terminar un programa de desintoxicación en un centro holístico situado a unos minutos de mi casa, en Palm Springs. Siempre recordaré el momento en que abrí la puerta y vi su rostro reluciente y feliz. Sólo diez días antes, era la persona hinchada, con sobrepeso y pálida de siempre, un productor cinematográfico con exceso de trabajo que, como yo, tenía un cuerpo castigado por una vida llena de exigencias y una dieta muy pobre. Eric estaba impaciente por contarme su experiencia. Había dejado su rutina de comidas en restaurantes, cafés y trabajo hasta altas horas de la noche a cambio de jugos verdes, hidroterapia de colon, masajes, sol, yoga y meditación. Los cambios en Eric me impactaron, y decidí que tenía que averiguar qué había hecho durante el retiro. Quería entender qué le había ocurrido.

Fui inmediatamente al centro, We Care Spa, y conocí a su visionaria fundadora y propietaria, Susana Belen. Me sorprendieron sus ideas y sus conocimientos sobre salud sin ser médico. Busqué la manera de embarcarme en un programa de dos semanas al tiempo que continuaba con mis deberes laborales. Iba al centro durante las pausas para comer, y recogía los suplementos y los jugos frescos. Me sometí a tratamientos diarios de hidroterapia de colon para ayudar a eliminar las toxinas que se liberaban de mis tejidos a través del intestino. Al tercer día del programa de desintoxicación, mi energía empezó a recuperarse; el hambre y los dolores de cabeza fueron disminuyendo. Al séptimo día, el SCI se había esfumado. Al final del protocolo de limpieza, la depresión también había desaparecido, y perdí cerca de siete kilos. Me sentía estupendamente, igual que mi amigo. Y la gente se dio cuenta. Mis colegas querían saber por qué parecía diez años más joven, como si hubiese descubierto la fuente de la eterna juventud. Y tal vez lo había hecho.

Como aprendí durante mi estancia en la India, las diferentes partes del cuerpo, los sistemas y las funciones están conectados, lo que ayuda a explicar que al recuperar el equilibrio para mi cuerpo como un todo mediante la desintoxicación conseguí remediar muchos de mis problemas. Sin embargo, necesité aquella experiencia para recordar la importancia de honrar al cuerpo como una unidad y eliminar los agravios tóxicos que lo habían dejado tan perjudicado. Desde mi estado de ánimo y mis niveles generales de energía hasta mi estado de salud y mis síntomas crónicos, fui testigo de una renovación sólo mediante la dieta, como si mi cuerpo se hubiese «reseteado» física y emocionalmente sin medicamentos. Y lo único que había hecho falta era un protocolo sencillo y directo que limpió mi cuerpo y desintoxicó mis células de forma natural.

Aquél fue mi segundo momento de descubrimiento. Había experimentado otro despertar, un cambio radical en mi manera de pensar sobre el cuidado de mi cuerpo. Tomé conciencia de la toxicidad del planeta y de las consecuencias para nuestra salud. La medicina moderna me había enseñado que mis síntomas (estado de ánimo, energía, alergias, SCI) eran problemas separados para los cuales se requerían diferentes soluciones. El programa de desintoxicación me ayudó a entender que el cuerpo es capaz de autorepararse desde dentro sólo mediante dieta y agua.

La noticia sobre mi cambio se extendió rápidamente entre mi círculo de amigos y familiares, y empecé a invitar a gente a mi casa para embarcarse en un programa similar utilizando los jugos que yo mismo preparaba. Continué experimentando con todo tipo de jugos mientras iba a We Care Spa los fines de semana para estudiar y hablar con otros usuarios. Mi casa se llenó de gente; llegó un momento en que tenía lista de espera. Era como si llevase una doble vida: durante la semana era cardiólogo y los fines de semana me dedicaba a seguir aprendiendo en We Care y a sumergirme en todo lo que encontraba sobre desintoxicación. Finalmente, empecé a dar conferencias en el centro para compartir mis conocimientos recién adquiridos. De hecho, todos sabían ya que ejercía de cardiólogo, pero en mi tiempo libre me dedicaba a investigar en secreto sobre la limpieza y la desintoxicación en We Care Spa. Me sentía como si estuviese en el «closet» de la holística.

Encontrar mi lugar como médico

Mientras aprendía y descubría todo eso, las cosas en el trabajo fueron a peor. Baste decir que la política de la consulta en la que trabajaba empeoró hasta el punto que decidí dejarla dos meses antes de convertirme en socio. Fue una bendición disfrazada, porque inmediatamente me impliqué con We Care como asesor médico y conferenciante. Eso me permitió trasladarme a Los Ángeles, donde amplié mis conocimientos y llegué a la comunidad, además de vivir en una ciudad más grande, llena de pensadores progresistas y líderes de movimientos de salud. Durante la semana trabajaba en una clínica de West Los Ángeles con un especialista en medicina china y un quiropráctico. Los fines de semana iba a We Care para continuar aprendiendo y dar conferencias.

En aquella época descubrí la medicina funcional. Un colega me animó a asistir a su curso introductorio, «Aplicación de la medicina funcional en la práctica clínica». Fue otro punto de inflexión para mí. El campo de la medicina funcional, en rápido crecimiento, hace que el paradigma oriental de salud encaje con la terminología y las herramientas occidentales, con unos resultados increíblemente eficaces. Era el nexo que me faltaba. Antes de conocer la medicina funcional, lo que había visto en We Care me parecía mágico porque no supe nada de esos métodos de limpieza y desintoxicación durante mis años en la facultad ni en mi formación posterior. Empecé a descubrir por qué es tan importante para la salud y, especialmente, que conseguir una buena salud era posible mediante un cambio en la dieta. Finalmente realicé las conexiones entre las tradiciones antiguas y los nuevos estudios científicos que explicaban la bioquímica de la desintoxicación con todo lujo de detalles. La prueba científica estaba ahí. Las transformaciones que estaba viendo no eran mágicas, sino reales. El Instituto de Medicina Funcional ya había realizado la investigación científica pertinente para demostrar lo que estaba viendo desde un punto de vista médico y clínico, utilizando el mismo lenguaje que había aprendido en la Facultad de Medicina.

Aquél fue mi tercer momento de descubrimiento. «He encontrado mi lugar como médico. Practico la medicina funcional», me dije. Mi papel como médico cambió poco a poco cuando empecé a tratar a los pacientes desde una perspectiva mucho más amplia, armado con una caja de herramientas que iba más allá de los métodos tradicionales prescritos por mis colegas americanos. Aunque había regresado de la India con la intención de fusionar los conocimientos adquiridos con la medicina occidental, no pude hacerlo hasta aquel momento. Por fin podía poner en práctica lo que me había prometido a mí mismo.

Continué visitando We Care y dando conferencias los fines de semana. Además, la gente empezó a solicitar consultas privadas. Guié a todo tipo de personas en sus experiencias de ayuno con jugos, y ayudé a muchas de ellas a crear un plan de salud a largo plazo. También envié a muchos habitantes de Los Ángeles a We Care, donde vivieron transformaciones similares a través del programa de desintoxicación y regresaron a sus casas con una nueva actitud ante la vida.

Los desplazamientos semanales a Palm Springs continuaron su curso. Al mismo tiempo tenía dificultades para conseguir los mismos resultados con las personas que querían quedarse en Los Ángeles a seguir el programa, en comparación con los usuarios de We Care. Los jugos funcionaban bien en un entorno como el *spa*, donde la vida se detenía por unos días. No era así en la ciudad. Por eso empecé a investigar y diseñar un método para conseguir que el programa funcionase en cualquier parte, incluyendo una urbe bulliciosa como Los Ángeles, donde la gente recibe el bombardeo constante de elementos tóxicos. Una cosa es registrarse en un *spa* de lujo, donde todo está relativamente controlado para el huésped, y otra muy distinta es intentar llevar una vida limpia en la casa y en el trabajo, en la realidad de la sociedad moderna.

Mi experiencia en We Care me inspiró para desarrollar el programa Clean, que ha ayudado a miles de personas a restaurar la capacidad natural del cuerpo para curarse por sí solo. Como podrás imaginar, estaba en mi mejor momento y me sentía estupendamente.

Había puesto en marcha un movimiento capaz de cambiar la salud del mundo. Corría por la playa y meditaba todos los días, además de disfrutar de una comunidad de personas afines a mí; todo ello me mantenía en una forma estupenda.

Todo iba increíblemente bien. Físicamente, estaba en el mejor momento de mi vida. Y entonces tuvieron lugar una serie de sucesos que cambiaron radicalmente las cosas, otra vez y para siempre. De hecho, lo que ocurrió es la prueba de que puedes tener todas las respuestas respecto a la salud física, pero entonces la vida te sorprende con algo inesperado.

Conocí a una mujer y empezamos una relación. Al cabo de unos meses decidimos tener un hijo. Mi hija, Grace, nació el 25 de mayo de 2006. Tres meses después, mi relación con la madre de Grace se terminó y me mudé. Estaba destrozado. El dolor por separarme de mi hija estuvo a punto de matarme. En unas semanas había pasado de sentirme un superhombre, a estar al borde de la muerte, en mi habitación, con neumonía doble. Los chinos creen que en los pulmones se instala la pena, y aquel episodio fue la prueba para mí. Antes de tratar mi depresión profunda, sin embargo, tuve que encargarme de mi infección pulmonar, que iba a peor. Pero no fue nada fácil porque, lo creas o no, carecía de seguro médico. Así que intenté curarme solo en casa. Fue necesario que me visitara mi querido amigo Richard, que me sacara de la cama y me llevara a su casa, para que yo encontrara mi siguiente tabla de salvación. Richard me puso a dieta, una con base en antibióticos y sopas de pollo, además de escucharme durante horas para que yo vaciara mi corazón. Empecé a recuperarme. Tuve que aprender la lección de nuevo: no todos los médicos curan, y no todos los que curan son médicos. Mi estancia en la India me había enseñado esa lección fundamental, pero la olvidé hasta que viví aquella experiencia cercana a la muerte.

Cuando me recuperé por completo, sentí la tentación de regresar a Nueva York. Richard me dijo sin rodeos que lo que yo necesitaba era un nuevo entorno donde no pudiese revolcarme en mi miseria por tener que separarme de mi hija. No me costó demasiado establecer nuevos contactos en Nueva York con la ayuda de mi amigo, y en poco tiempo recibí una oferta para trabajar en una prestigiosa consulta médica. Intenté volver a la rutina que llevaba en California porque quería sentirme en forma, como un superhombre, otra vez. Pero fue difícil, mucho más difícil de lo que había pensado. Irónicamente, en esa época escribí *El método Clean*, aunque yo mismo no era capaz de llevar a cabo todos los consejos que enseñaba. Mi entorno en Nueva York era contrario a todo esfuerzo por vivir según mi filosofía personal. Volví a caer en viejos patrones: comía mal, trabajaba mucho, dejé de hacer ejercicio y no tenía cerca a la comunidad de California, tan necesaria para llevar una vida sana. Pasaba horas y horas en aviones y hoteles para viajar a Los Ángeles y estar con mi hija en la medida de lo posible. No tenía el apoyo que necesitaba para recuperar y mantener mi salud.

Casi siempre se necesita una crisis para realizar grandes cambios en la salud, y yo no soy una excepción. Lo llamo «aviso de desalojo», el diagnóstico que de repente nos aporta la motivación necesaria para cambiar. Hay quienes tratan de forzar los cambios cada mes de enero, con la última campanada de Nochevieja. Hay quienes se motivan gracias a un evento futuro, como una boda, o por el deseo de formar una familia. En mi caso, necesitaba encontrar mi propia motivación extraordinaria que me resituase una vez más en el camino del bienestar. Mi aviso de desalojo no era de especial urgencia, y tampoco tenía planes para un evento próximo. Pero sí deseaba encontrar una compañera, una mujer con la que poder compartir mi vida. Y eso fue lo que me impulsó a salir de mi rutina en Nueva York, que estaba minando mi salud.

Todo empezó con una consulta telefónica desde Australia, con un hombre que se convertiría en un gran amigo y que me puso en contacto con Carla, la que hoy es mi mujer y la madre de mis otros dos hijos. Aquel hombre había oído hablar de los sorprendentes resultados que experimentaban los seguidores de mi programa y quería que le guiase personalmente, cosa que hice. Nos hicimos muy amigos. Cuando su mujer me mostró una fotografía de su mejor amiga, me enamoré al instante de la mujer en la imagen. Y en aquel mismo momento decidí poner en orden mi salud, antes de conocer a mi futura esposa. Empecé el programa Clean, y cuando viajé a Argentina, donde mis amigos tenían una granja, en la que Carla residía como invitada, volvía a estar en plena forma física, mental y emocional. Cinco meses después de nuestra primera cita casi a ciegas, Carla y yo nos casamos en Australia. Después nos mudamos a Los Ángeles para estar cerca de Grace. *El método Clean* se estaba convirtiendo en un gran éxito y yo me dediqué a ampliar mi comunidad Clean en Estados Unidos.

Mi viaje continúa: de regreso a las raíces

A pesar del éxito del programa, me di cuenta de que la desintoxicación por sí sola no reparaba por completo la salud de mis pacientes. Llegué a la conclusión de que incluso después de un programa de limpieza y desintoxicación exitoso, el intestino puede continuar dañado; es posible que siga necesitando una restauración. Esto me llevó a centrarme en la reparación del intestino y a buscar toda la información posible sobre el tema. Dado que todos los sistemas, órganos, tejidos y células del cuerpo están conectados, es imposible seguir un buen programa de desintoxicación sin reparar los daños en el intestino por el simple hecho de que las bacterias beneficiosas del mismo neutralizan alrededor del 40% de las toxinas que consumimos en la alimentación (actúan como una especie de satélite del hígado). Así, para que la desintoxicación sea profunda y completa, es preciso contar con un nivel básico de salud intestinal. Lo entendí desde el principio.

Lo que me costó comprender un poco más es que la disfunción intestinal es la raíz de la mayoría de los problemas de salud actuales. Cuando lo capté, todo empezó a encajar y conseguí desarrollar un programa sólido, seguro y eficaz para la reparación del intestino. Es lo que te ofrezco como *Intestino sano vida sana*.

Actualmente, mi profesión de médico me resulta mucho más satisfactoria debido al programa Clean para el intestino, tanto para mí mismo como para mis pacientes. He dejado de ser una máquina de diagnosticar y escribir recetas. Antes de pensar en hacer un diagnóstico, busco posibles disfunciones intestinales. Por lo general, resulta tan obvio que ni siquiera tengo que solicitar pruebas. Después de un programa de reparación del intestino en veintiún días, muchos de los problemas de mis pacientes desaparecen por completo. No hay necesidad de solicitar más pruebas ni recetar pastillas. Al entender cómo resulta dañado el intestino, cómo se manifiestan las disfunciones intestinales en enfermedades aparentemente inconexas y, lo más importante, cómo ayudar al cuerpo a reparar el intestino, pude ayudar a muchos de mis pacientes a restaurar su salud. Esos resultados me llevaron a escribir este libro. El programa Clean para el intestino es un protocolo sencillo, que salva vidas, diseñado para situarte en el camino hacia una salud de acero, duradera, sin medicamentos y sin enfermedades.

Este libro es la culminación del trabajo y la investigación que empecé cuando me propuse curarme a mí mismo. Descubrí que en el intestino se encuentra la raíz de la salud, y que la reparación del intestino es la madre de la medicina preventiva. Si tu intestino está sano, probablemente no exista ninguna enfermedad crónica que prevenir. Durante mucho tiempo hemos reaccionado a los síntomas como el primer paso para recobrar la salud. Con este nuevo protocolo ofrecemos un método para derrotar a la enfermedad antes de que se instale. Ya no es necesario estar enfermo para recuperar la salud. Este nuevo programa nos permite transformar por completo el enfoque con el que tratamos la salud. Los alimentos son medicinas, y el intestino es la clave para una vida larga y sana.

3

El intestino: tu segundo cerebro

Desde que centré mi trabajo en el intestino he ayudado a muchas personas a resolver todo tipo de síntomas y dolencias. Desde enfermedades cardíacas hasta alteraciones inmunológicas, desequilibrios hormonales o infertilidad, entender y reparar el intestino es fundamental en mi tratamiento. En mi opinión, un intestino limpio es un seguro de buena salud. Para disfrutar realmente de una buena salud de por vida es preciso aprender a mantener el intestino limpio. El programa Clean te proporciona todo lo que necesitas para reparar el intestino y mantenerlo limpio.

En las siguientes páginas te guiaré en un viaje que cambiará radicalmente tus conocimientos sobre el cuerpo y las causas de las enfermedades. Aprenderás los pormenores sobre el papel del intestino en la salud y descubrirás que la disfunción intestinal puede provocar desequilibrios crónicos en cualquier parte del cuerpo, lo que desencadena una serie de síntomas cuya relación, tal vez, nunca habrías imaginado.

Cuando viví en la India, oí hablar muchas veces de que la salud y la enfermedad empiezan en los intestinos. Por aquel entonces yo ya había entendido que realmente *somos lo que comemos*, de manera que asimilé la información y la archivé como una idea interesante. Hipócrates afirmó que «la muerte acecha en los intestinos», y que «una mala digestión es la raíz de todo mal». Más tarde reconocí que esos eran conceptos profundos, con implicaciones en todos los aspectos de nuestras vidas (no sólo en el cuerpo físico). Antes de nacer, todos los cimientos que forman las células de tu cuerpo en desarrollo te los proporciona tu madre, filtrados y listos para usar, en el útero. Ocurre así hasta que se corta el cordón umbilical. En ese punto, el cuerpo necesita obtener inmediatamente sus cimientos (nutrientes) del mundo exterior, al tiempo que se asegura de impedir la entrada de todo lo que no necesita y resulta potencialmente dañino. Aunque realiza funciones minúsculas y precisas, la función más importante (y difícil) del intestino es la de obtener los cimientos necesarios del cuerpo para desarrollarse y funcionar a través de los alimentos, al tiempo que se asegura de que nada extraño penetre en el cuerpo porque podría suponer una amenaza para su supervivencia. Entender cómo consigue el intestino esa hazaña milagrosa, y cómo influyen la dieta y el estilo de vida, puede salvarte la vida.

El cuerpo tiene dos cerebros: uno en la cabeza y otro en el intestino. Cuando tienes un pensamiento, se producen diminutas chispas de electricidad en las neuronas de tu cerebro, que es el *hardware* para tus pensamientos. En cambio, cuando experimentas un «sentimiento visceral», o una intuición, las chispas se producen en las neuronas de tu segundo cerebro. Si el primer cerebro actúa como *hardware* intelectual, el segundo (el intestino) es tu GPS espiritual y emocional. Sin él estás perdido.

La descripción del intestino que proporciono en las siguientes páginas es una creación mía. La razón por la que incluyo las diferentes partes del intestino bajo un único nombre es que sus funciones están tan íntimamente relacionadas y son tan importantes que pensar en ellas como un todo te ayudará a tomar mejores decisiones para tu salud, a descubrir el secreto de la «supersalud» y a entender en qué se equivoca la medicina actual. Además, podrás convertirte en tu propio médico. Vamos a dar un paseo por este sistema excepcional.

El intestino tiene cuatro partes principales:

- el tubo digestivo,
- el tejido linfático asociado al intestino,
- la flora intestinal, y
- el sistema nervioso.

Una manera sencilla de entender cómo funciona el intestino consiste en imaginar que es un país. Cada país tiene un territorio y unas fronteras, infraestructuras específicas y sistemas de comunicación, ciudadanos y un departamento de seguridad.

Y ahora veamos sus diferentes partes.

El tubo digestivo

La frontera más transitada de tu cuerpo

Sólo tres grandes órganos están en contacto físico con el mundo exterior: la piel, los pulmones y el tubo digestivo.

Resulta obvio que la piel es la frontera entre el interior y el exterior del cuerpo. Una piel sana es lisa, sin interrupciones; la mayoría de las cosas rebotan en ella. Las otras dos fronteras son más complicadas. Cuando respiramos, el aire entra en el cuerpo. Aunque entre oxígeno, continúa «fuera» hasta que pasa a los capilares pulmonares y es transportado por los glóbulos rojos. Ocurre lo mismo con la comida y la bebida. Cuando ingieres alimentos, desaparecen de la vista y descienden por el tubo digestivo. Sin embargo, técnicamente están «fuera» hasta que se descomponen y son absorbidos a través de las paredes intestinales. Por tanto, la piel, los pulmones y el tubo digestivo forman las tres «fronteras» en las que el cuerpo traza una línea entre lo que está *dentro* y lo que está *fuera*.

De esos tres órganos, el tubo digestivo es el más grande y el más ocupado. Las paredes intestinales son únicas porque, a diferencia de los pulmones, se encuentran en contacto permanente con elementos extraños (comida y bebida, y todos los componentes químicos que les añadimos) y organismos igualmente extraños (bacterias, hongos, parásitos y virus, entre otros). A diferencia de la piel, que está diseñada para que casi todas las cosas permanezcan fuera, las paredes intestinales están diseñadas para absorber todo lo que resulta útil para el cuerpo.

El tubo digestivo mide entre tres y cuatro metros y medio desde la boca hasta el ano. A lo largo de esa frontera tienen lugar algunas de las funciones más importantes para la supervivencia del cuerpo, como la descomposición de los alimentos (digestión), la absorción de nutrientes esenciales para la vida, la eliminación de residuos y dar cabida a la flora intestinal. El tubo digestivo también funciona como una estructura dentro y alrededor de la cual se organizan las otras partes del intestino (el tejido linfático y el sistema nervioso asociados al intestino).

DIGESTIÓN Y ABSORCIÓN: DESMONTAJE E IMPORTACIÓN

Con la evolución de la humanidad, los alimentos empezaron a escasear. El tubo digestivo se adaptó para asegurarse de que las células de las paredes intestinales entrasen en contacto con los alimentos. De ese modo, el cuerpo tenía más posibilidades de absorber los nutrientes. El cuerpo logró esa increíble hazaña creando pliegues y subpliegues en la pared intestinal (vellosidades y microvellosidades) que aumentaron la superficie de contacto hasta doscientas veces más que la superficie de piel que recubre nuestro cuerpo.

El cuerpo obtiene los nutrientes necesarios para su supervivencia a través de la digestión y la absorción. La digestión es el proceso por el cual se descomponen los alimentos en trozos más pequeños. Se realiza de manera mecánica (masticación) y química (enzimas digestivas), e implica a diferentes órganos satélites, como las glándulas salivares, el hígado, la vesícula biliar y el páncreas. La absorción se produce una vez que los alimentos descompuestos se encuentran con las células de las paredes intestinales (PI), la primera capa de células del cuerpo que entra en contacto directo con el mundo exterior. Las células de las PI permiten que los trozos más pequeños de alimentos entren en el cuerpo de manera selectiva a través de las células o entre ellas, donde se unen apretadamente en lo que llamamos «uniones herméticas». Así es como los nutrientes llegan al flujo sanguíneo.

LA PARED INTESTINAL: ADUANA E INMIGRACIÓN

Las células de la pared intestinal se parecen mucho a un muro de ladrillos. Cada célula está unida a las que la rodean mediante uniones herméticas. Pero además se trata de ladrillos muy inteligentes. Impiden el paso de los cuerpos extraños (alimentos sin digerir y microorganismos) al tiempo que dejan entrar todo lo que el cuerpo necesita (alimentos digeridos). Las células de la pared intestinal liberan una mucosidad antibacteriana que mantiene a las bacterias lejos de la membrana celular. Seleccionan lo que entra y lo que no en una operación parecida a la que tiene lugar en las aduanas y las oficinas de inmigración.

Normalmente permiten el paso de alimentos digeridos (en forma de nutrientes) e impiden que los no digeridos entren en el flujo sanguíneo, lo mismo que hacen con los invasores (microorganismos); incluso impiden el paso de las bacterias beneficiosas. Por esa razón, las células de la pared intestinal deben permanecer intactas y las uniones perfectamente herméticas. Si falta una célula o una unión se relaja, los alimentos sin digerir podrían entrar, así como las bacterias beneficiosas y las perjudiciales, en el tubo digestivo. Una interrupción de las células de la pared intestinal o una relajación de las uniones herméticas (orificios en la pared) provoca hiperpermeabilidad (intestino permeable). Es el comienzo de numerosas enfermedades.

Además, las células de la pared intestinal son las encargadas de exportar los residuos metabólicos y otros desechos tóxicos al tubo digestivo para su eliminación junto con los alimentos que el cuerpo no haya absorbido. La mayoría de las personas piensa que las heces se componen de todo aquello que el cuerpo no quiere o no necesita absorber de los alimentos que consumen. Sin embargo, ésa es sólo una parte de la historia. Las células de la pared intestinal son capaces de captar otros desechos (por ejemplo, mucosidad, grasa y toxinas de la sangre) que también van a parar al tubo digestivo para su eliminación. Es justamente lo contrario de la absorción. Aunque no comas nada, el cuerpo puede formar heces con esos residuos. La primera vez que me di cuenta de esto fue durante mi primera limpieza en We Care Spa. No comí nada durante diez días, pero continué produciendo deposiciones. Una persona media expulsa los restos de alimentos en los dos días siguientes a su consumo aunque el sistema esté atascado. ¿Por qué mi cuerpo seguía expulsando residuos?, me preguntaba. Más tarde supe que estaba expulsando lo que se conoce como placa mucoide. Eran residuos negros, con forma de los pliegues del colon. Ya avanzado el programa de desintoxicación , mi organismo empezó a penetrar en los tejidos en busca de residuos para enviarlos al tubo digestivo, donde la hidroterapia de colon los arrancaba como un lavavajillas arranca la suciedad.

El tejido linfático asociado al intestino (GALT)

El departamento de seguridad de tu cuerpo

Como ocurre con cualquier animal del planeta, en competencia por los recursos con miles de millones de organismos, nuestros cuerpos tienen que funcionar en el mundo como organismos individuales. Los grandes organismos, como los tigres y los osos, pueden matarnos para comernos, pero los organismos minúsculos o incluso microscópicos, como virus, parásitos y bacterias, son capaces de acabar con nosotros con la misma facilidad. Los grandes depredadores nos atacan desde el exterior; los microscópicos, desde dentro.

Es preciso mantener fuera del cuerpo los materiales extraños, perjudiciales, y los organismos dañinos. Como ya he explicado, la primera barrera con la que se encuentra cualquier elemento extraño que baja por el tubo digestivo es la pared intestinal (en realidad, la flora intestinal es la primera barrera, pero las bacterias no se consideran células propias). En circunstancias ideales, las células de la pared intestinal, con sus uniones herméticas, bastarían para repeler todo lo que no es alimento completamente digerido. Sin embargo, algunos materiales (como alimentos sin acabar de digerir o químicos tóxicos) u organismos extraños pasan al intestino de todos modos. Y aquí es donde entra en juego el tejido linfático asociado al intestino, o GALT.

El sistema inmunológico funciona de manera muy parecida al Departamento de Seguridad Nacional de Estados Unidos. Se encarga de detectar y destruir todo lo que entra en contacto con el interior del cuerpo que no se identifica como nutrientes o como parte del propio cuerpo. La seguridad nacional del cuerpo cuenta con numerosas secciones y utiliza una serie de armas sofisticadas, entre otras inmunoglobulinas o anticuerpos. El sistema inmunológico cuenta con células B, células T, mastocitos, fagocitos, etc. Cada uno desempeña una función específica. Los monocitos, por ejemplo, atacan a los virus, mientras que los neutrófilos atacan a las bacterias. Los eosinófilos participan en las reacciones de tipo alérgico, y las células T asesinas atacan a las células cancerosas, las terroristas del cuerpo. Las diferentes células forman divisiones, del mismo modo que Estados Unidos cuenta con el Ejército, la Marina, la CIA y el FBI en su guerra contra el terror. Aunque las células del sistema inmunológico circulan por todo el cuerpo, la mayoría de las tropas y las bases se acumulan en las fronteras donde acechan los mayores peligros. Ésa es la razón por la que muchas células del sistema inmunológico se encuentran inmediatamente debajo de la piel y alrededor de los pulmones. No obstante, el 80% de las tropas de seguridad del cuerpo se halla en el intestino, al lado de la frontera con más tráfico: la pared intestinal. De hecho, el GALT forma la parte más grande del sistema inmunológico del cuerpo.

VISTA GENERAL DEL INTESTINO

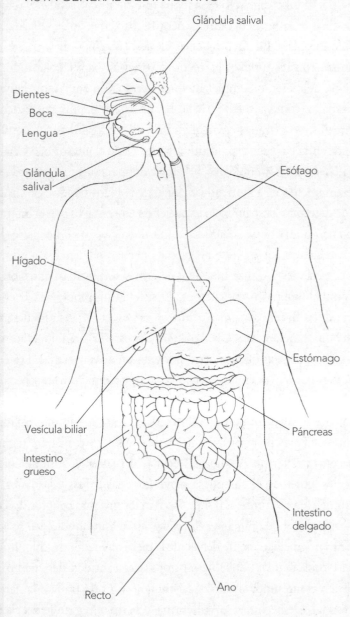

Glándula salival

Dientes

Boca

Lengua

Glándula salival

Esófago

Hígado

Estómago

Vesícula biliar

Páncreas

Intestino grueso

Intestino delgado

Recto

Ano

EL INTESTINO SANO

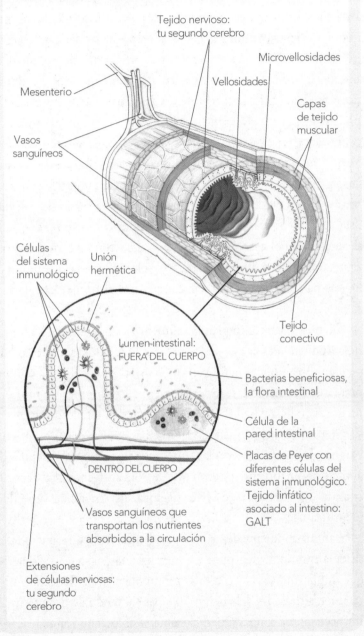

Mesenterio

Tejido nervioso:
tu segundo cerebro

Microvellosidades

Vellosidades

Capas
de tejido
muscular

Vasos
sanguíneos

Células
del sistema
inmunológico

Unión
hermética

Lumen intestinal:
FUERA DEL CUERPO

Tejido
conectivo

Bacterias beneficiosas,
la flora intestinal

Célula de la
pared intestinal

Placas de Peyer con
diferentes células del
sistema inmunológico.
Tejido linfático
asociado al intestino:
GALT

DENTRO DEL CUERPO

Vasos sanguíneos que
transportan los nutrientes
absorbidos a la circulación

Extensiones
de células nerviosas:
tu segundo
cerebro

Las células del sistema inmunológico escanean constantemente el entorno para detectar moléculas y organismos extraños y hostiles. Para ello identifican las superficies. Para entenderlo mejor, imagina que este sistema es similar al de los escáneres de las tiendas. Un escáner sencillo informa al comerciante sobre el tipo de producto, el precio y las cantidades en *stock*. El cuerpo utiliza un sistema codificado, el antígeno leucocitario humano (*human leukocyte antigen*, HLA por sus siglas en inglés), que trabaja de un modo similar. Aplica un código a todas las superficies. Básicamente, las células inmunológicas identifican superficies. Todo posee una superficie: las células, los microorganismos, la comida... Cuando el sistema inmunológico escanea las superficies internas del cuerpo, compara cada una con una lista de códigos aprobados, los que clasifica como «propios». Si el sistema inmunológico detecta una superficie con un código amenazante, un antígeno, libera sus armas y recluta a otras células inmunológicas para atacar la superficie extraña con el fin de defenderte y sobrevivir.

Cuando se descomponen los alimentos, sin embargo, las superficies individuales de sus «ladrillos» (sus cimientos) son demasiado pequeñas para poder codificarlas. El sistema inmunológico interpreta que son neutrales. Así es como puedes absorber los nutrientes a través de la pared intestinal sin poner en estado de alarma al sistema inmunológico, situado inmediatamente debajo. Sin embargo, si el sistema detecta las superficies de piezas más grandes de alimentos sin digerir, interpreta que son antígenos. Es decir, la comida digerida deja de ser antigénica, de tener una superficie identificable.

Y ahí es donde pueden surgir problemas. Ante una amenaza, el sistema inmunológico pone en marcha una estrategia de defensa que implica no sólo a las células inmunológicas del intestino, sino también a todas las del cuerpo, que pasa al modo de defensa total. Entra en guerra con las superficies amenazantes, tanto animadas (organismos) como inanimadas (alimentos sin digerir y químicos tóxicos). El sistema inmunológico funciona mejor en determinadas condiciones. Por ejemplo, algunas divisiones del sistema funcionan mejor a temperaturas elevadas. Eso se transmite al cerebro del intestino, que conserva el calor cerrando la circulación hasta la piel para evitar la pérdida de calor y desencadenando movimientos musculares, como los temblores, que acaban provocando fiebre. Una temperatura más alta cuando se está enfermo no es un problema, ya que permite que el sistema inmunológico funcione mejor.

Sin embargo, el sistema inmunológico necesita ciertas condiciones: es lo que llamamos inflamación. Por lo general, la inflamación se produce por una disfunción en el intestino y es el mejor ejemplo de adaptación y supervivencia del cuerpo. Para millones de personas de todo el mundo, el intestino es el lugar donde nace la inflamación sistémica y donde se mantiene. La inflamación sistémica sostenida es lo que provoca muchas de las enfermedades crónicas del mundo actual.

La flora intestinal

Inquilina y colaboradora del cuerpo

La gran zona con pliegues que reviste la pared de tus intestinos es el principal inmueble donde los microorganismos establecen su residencia. Les encanta vivir ahí. Es un lugar cálido y acogedor, húmedo, protegido de los elementos, y el alimento cae del cielo. Es el paraíso de las bacterias. A lo largo de nuestra evolución natural hemos entablado amistad con muchas de ellas. Les damos alojamiento y comida, y ellas nos compensan realizando un trabajo pesado. El intestino está repleto de bacterias. De hecho, existen más bacterias en un intestino sano que células en todo el cuerpo.

Existen cientos de especies distintas de bacterias beneficiosas. Juntas, pueden llegar a pesar tanto como el hígado, y en ocasiones incluso más.

Esos microorganismos, llamados flora intestinal, realizan numerosas e importantes funciones. Aunque las bacterias beneficiosas de la flora intestinal no comparten nuestro ADN, podemos (y debemos) considerarlas parte de nuestros propios tejidos, o incluso órganos, si tenemos en cuenta todo lo que hacen por nuestro cuerpo. Son lo primero con lo que se encuentran otros organismos en el tubo digestivo, y luchan para proteger su territorio y evitar que otros organismos se asienten. De ese modo, la flora intestinal ayuda al sistema inmunológico a luchar contra los invasores.

Incluso cuando no existe amenaza de invasión, la flora intestinal continúa trabajando duro, ya que estimula constantemente el GALT. Su efecto en el GALT se conoce como inmunomodulación. Una de las funciones más fascinantes de la flora intestinal es su capacidad para regular el sistema inmunológico. En el tubo digestivo se encuentran diferentes «estaciones» del sistema inmunológico situadas directamente al otro lado de la pared intestinal, frente al lugar donde se establecen las bacterias beneficiosas. Éstas ayudan a mantener el sistema inmunológico bajo control. El sistema inmunológico, en general, ataca a las bacterias, pero parece que tiene una tregua con las de la flora intestinal, siempre y cuando no penetren en el flujo sanguíneo a través de la pared intestinal (que debe permanecer siempre intacta, como ya se ha mencionado).

La presencia de las bacterias beneficiosas del intestino indica al sistema inmunológico que las cosas van bien y que el clima del intestino es sano. El sistema inmunológico no puede contactar directamente con la flora intestinal, pero un tipo de célula inmunológica (las células dendríticas) envía filamentos al tubo digestivo a través de la pared intestinal para recopilar información sobre las condiciones de esa zona y buscar bacterias beneficiosas. Es lo que se conoce como «buceo». La actividad celular de estar vigilando constantemente la flora intestinal es la que mantiene despierto y alerta al sistema inmunológico (listo para el ataque, pero sin entrar en lucha). Las bacterias beneficiosas regulan la actividad de base del sistema inmunológico.

La flora intestinal realiza muchas otras funciones. Digiere parte de los alimentos que ingerimos. Ciertos nutrientes, como las vitaminas del grupo B, deben ser predigeridos por las bacterias antes de que el cuerpo los absorba. En general, las bacterias poseen sistemas digestivos diferentes al nuestro y son capaces de realizar determinados «trucos» químicos con los alimentos que nuestro cuerpo no puede. Algunos de los procesos digestivos que realizan las bacterias beneficiosas nos resultan muy útiles. Un intestino sano actúa como un tanque de fermentación en el interior del cuerpo. Dado que los tanques de fermentación internos de muchas personas no están habitados por bacterias beneficiosas, conviene consumir alimentos fermentados. *Fermentado* significa que la comida ya ha sido digerida por bacterias. Por el contrario, existen bacterias y otros organismos oportunistas que producen residuos tóxicos de su digestión: por ejemplo, gases inflamables (metano) o neurotoxinas, que paralizan los terminales musculonerviosos de los intestinos y provocan distensión en el abdomen y estreñimiento, entre otras cosas.

La flora intestinal también contribuye de manera decisiva en la desintoxicación, ya que hace que el cuerpo se libre del 40% de las toxinas presentes en los alimentos. En este sentido actúa como un hígado satélite. Dicho de otro modo, si el intestino no contase con la flora intestinal, el hígado tendría que trabajar casi el doble.

Sin embargo, nuestros conocimientos sobre las especies de bacterias beneficiosas y en qué segmento del tubo digestivo deberían vivir (en el intestino delgado o el grueso) resultan muy básicos. Y sabemos todavía menos sobre cómo repoblar el intestino con bacterias beneficiosas. Nadie sabe realmente qué combinación de especies es la ideal para cada individuo. Lo que resulta incuestionable, sin embargo, es que son beneficiosas.

Estamos empezando a entender qué ocurre en un intestino sano y cómo los microorganismos oportunistas que viven en él (virus, parásitos, hongos y bacterias patógenas) o la falta de bacterias beneficiosas están relacionados con muchos más problemas de los que pensábamos. Basta con repasar las últimas investigaciones sobre este fascinante campo para entender el valor de la flora intestinal, que forma parte de lo que se conoce como microbioma humano. El año pasado, por ejemplo, aparecieron estudios que demuestran una clara conexión entre el estado del ecosistema del intestino y el cáncer. El titular lo decía todo: «¿Y si un factor clave responsable del cáncer no fuese un defecto genético, sino ecológico?».

Creo que quedan muchos más descubrimientos por hacer respecto a la relación entre la flora intestinal y las células, cómo nos ayuda a seguir adelante y sobrevivir. Las investigaciones recientes no dejan lugar a dudas sobre su papel esencial en nuestra capacidad de avanzar, permanecer sanos, adaptarnos y sobrevivir. Considerar la flora intestinal como una parte integral de nuestra biología nos anima a protegerla y a aprender más sobre ella, tal como hacemos con el resto de los órganos de nuestro cuerpo.

El sistema nervioso del intestino

Información, comunicación, coordinación y mucho más

Dentro de las paredes del tubo digestivo existen diversas capas de tejidos. La pared intestinal, compuesta por células que absorben y eliminan los alimentos y los desechos, es la única capa en contacto directo con el mundo exterior. Alrededor de la pared intestinal hay una capa de tejido conectivo que mantiene en su lugar a los pequeños vasos sanguíneos que recogen todo lo que se absorbe. Otra capa concéntrica de células musculares comprime el contenido del tubo digestivo hacia delante. En medio se encuentra una capa discontinua de células del sistema inmunológico, organizadas principalmente en grupos o placas conocidas como placas de Peyer. Diminutos filamentos nerviosos tocan las células de la pared intestinal, las células musculares y las células inmunológicas que forman las paredes del tubo digestivo, dirigiendo, regulando, modulando y coordinando sus funciones. Las células musculares del tracto digestivo, por ejemplo, son responsables de la peristalsis. El tiempo de contracción de esas células, la fuerza y su duración están gobernados por esos filamentos nerviosos, que son extensiones de neuronas que viven alrededor del intestino (básicamente el cerebro del intestino).

Ocurre lo mismo con las células de la pared intestinal, las células del GALT y las arterias y venas del interior del intestino. Esos filamentos nerviosos, repartidos por el intestino como una red, envían y reciben información hacia y desde las neuronas del intestino, que coordinan, modulan y regulan todas esas operaciones al mismo tiempo y de forma continua. En otras palabras, las neuronas del intestino orquestan la peristalsis y la digestión, y modulan la inmunidad y el sistema hormonal. Sin ellas, el intestino dejaría de funcionar.

Cuando los diminutos filamentos nerviosos que inervan las células circundantes se unen entre sí forman nervios, que son conjuntos de axones (extensiones de las neuronas que viven en el intestino). Sorprendentemente, si aislásemos esas neuronas y las agrupásemos, constituirían una masa más grande que las neuronas de la cabeza. De hecho, el cerebro del intestino es mucho más activo que el cerebro de la cabeza en lo que respecta a la producción de neurotransmisores. La serotonina, el neurotransmisor responsable de la sensación de felicidad y bienestar, se fabrica principalmente en el intestino (el 90%, para ser exactos).

Además de toda esa actividad, el cerebro del intestino contribuye al funcionamiento de la intuición; se comunica con nosotros a través de los sentimientos. Éstos se generan de manera eléctrica en el interior del cuerpo a través de las neuronas del intestino. Por eso hablamos de «sentimientos viscerales». Se trata de una modalidad de conocimiento paralelo y profundo. Escuchar a las propias entrañas es una de las lecciones más importantes que puedes aprender; por eso, restaurar y cuidar mejor del intestino es lo más importante que puedes hacer.

Ahora que ya sabes qué es el intestino y cómo funciona en un cuerpo sano, te explicaré cómo resulta dañado, poco a poco, día a día. Se trata de un problema que afecta incluso a aquellas personas que llevan una vida muy sana.

4

Cómo enfermamos: disfunción del intestino

¿Qué provoca exactamente un fallo en ese elaborado y complejo instrumento que llamamos intestino?

En mi consulta médica, nunca he visto que los problemas de salud de dos personas se manifiesten de la misma manera. Siempre existen diferencias en cómo los pacientes experimentan las enfermedades, incluso cuando están provocadas exactamente por el mismo problema. Las personas tenemos niveles muy distintos de tolerancia al dolor y otros síntomas incómodos. Además, influyen la forma física, el estado nutricional, los sistemas de apoyo y los estados emocionales. Ocurre lo mismo en lo que respecta a la disfunción del intestino. Existen innumerables maneras de dañar el intestino, y con diferentes grados de severidad. Entender cómo resultan afectadas de manera independiente las cuatro partes del intestino es fundamental para darnos cuenta de que hay elementos distantes y aparentemente inconexos de nuestro cuerpo que pueden sufrir disfunciones combinadas.

En términos generales, las partes del intestino que se ven afectadas en primer lugar son la flora y la pared intestinales. Las otras dos (el sistema inmunológico y el cerebro del intestino) responden a la situación con un único objetivo: la supervivencia.

La flora intestinal: aniquilación interna

Empiezo con la flora intestinal porque es la primera parte del intestino que sufre las condiciones antinaturales de lo que se considera un estilo de vida normal entre la mayor parte de la población del planeta. La flora intestinal del cuerpo, un elemento clave para una salud duradera, se encuentra amenazada desde el momento en que nacemos. Si dar a luz es una de las funciones más naturales, común a todos los mamíferos, la manera en que nacemos los humanos se ha desviado bastante de la que la Madre Naturaleza había pensado para nosotros; existen países donde el embarazo y el alumbramiento se tratan casi como enfermedades, en salas estériles de hospitales. Las madres se conectan a un catéter intravenoso y se colocan en posiciones extrañas, pensadas más para facilitar la visión y el acceso del médico que para la comodidad de la madre y el proceso de alumbramiento. Se inducen demasiados partos, lo que a menudo desemboca en cesáreas que no serían necesarias si se respetase el proceso natural del parto y se permitiese su avance sin interrupciones. El útero es un entorno esterilizado, pero cuando el bebé pasa por el canal de parto ya se expone a bacterias, empezando por la boca. Se supone que esas bacterias colonizan el intestino, la primera vacuna que nos proporciona la naturaleza. Pero eso no ocurre durante una cesárea. Durante ese procedimiento, además, a las madres se les inyectan antibióticos, que acaban afectando todavía más al intestino del bebé. Incluso si el parto es vaginal, su inducción va acompañada de más desgarros y episiotomías. Los médicos recetan antibióticos para evitar infecciones. Y las mujeres con mastitis (infección del tejido de las mamas) también se tratan con antibióticos, lo que evita que las bacterias beneficiosas colonicen el intestino del recién nacido.

A los niños se les recetan antibióticos para todo tipo de infecciones (de garganta, oídos, senos nasales, etc.). Dado que ese régimen de antibióticos comienza pronto, muchos de nosotros hemos vivido desde siempre con la flora intestinal en peligro y nunca hemos gozado de una buena salud auténtica. Cada vez veo más casos en mi consulta. Según mi experiencia, las personas con enfermedades crónicas, con un diagnóstico esquivo, tienen una larga historia de consumo de antibióticos. Cuanto antes empiezan, más complicados son sus síntomas en etapas posteriores de su vida y más difícil resulta establecer un diagnóstico. Es el caso de algunos de mis pacientes. Se sorprenden cuando les pregunto si nacieron mediante cesárea, pero muchas veces la respuesta es afirmativa. Les llamo la «generación cesárea».

No obstante, los problemas relacionados con la salud aparecen con independencia del número de tratamientos con antibióticos que se hayan seguido a lo largo de la vida. Algunos de mis pacientes sufren consecuencias palpables después de un solo tratamiento con antibióticos, aunque éstos fuesen absolutamente necesarios. Fue lo que le ocurrió a Greg. Me consultó por unos síntomas que no estaban nada claros. Greg padecía episodios frecuentes con síntomas similares a los de un resfriado desde hacía más de dos años. Lo extraño del caso es que nunca iban acompañados de fiebre o tos. Además, sufría brotes de depresión incluso en momentos en que no tenía ningún problema. Cuando le pregunté por su historial sanitario, me dijo que dos años atrás había padecido neumonía. Los médicos (acertadamente) le recetaron levofloxacino, un antibiótico muy potente. Los síntomas que Greg continuaba experimentando le llevaron a pensar que no se había recuperado del todo de la infección. Estaba seguro de que las bacterias que habían atacado sus pulmones habían provocado daños permanentes. Sin embargo, una radiografía del pecho mostró que no había ningún daño. Le expliqué que de lo que no se había recuperado era de los antibióticos recetados para acabar con las bacterias que le habían provocado la neumonía. Le salvaron la vida despejando las vías aéreas, pero también se la arruinaron matando a las bacterias beneficiosas de su intestino. La flora intestinal de Greg había sido casi destruida y su intestino se encontraba en peligro, motivos por los que sus síntomas persistían.

Los daños en el intestino también explicaban su depresión. Su «segundo cerebro» estaba agotado, respondiendo a las alarmas procedentes del sistema inmunológico, que lleva a cabo una estrategia de defensa total, desencadenada por la disbiosis y la hiperpermeabilidad, y todo ello como consecuencia del levofloxacino. Al centrarnos en la restauración del intestino de Greg, y específicamente en repoblarlo con bacterias beneficiosas, mi equipo y yo resolvimos por completo sus síntomas persistentes.

Voy a ser claro: no estoy diciendo que no tengamos que utilizar antibióticos cuando son necesarios. Los antibióticos me salvaron la vida cuando la pulmonía doble me tenía anclado al sofá de mi amigo Richard. Sin embargo, actualmente utilizamos los antibióticos de manera excesiva e irresponsable. Estamos barriendo de la faz de la tierra la población de bacterias beneficiosas, y es posible que no podamos gozar de buena salud sin ellas. La profesión médica (yo incluido) debería ser más prudente a la hora de recetar antibióticos.

No obstante, así no se solucionaría el problema. Existen otros antibióticos, más insidiosos, que diezman nuestra flora intestinal. Están en los alimentos. Algunos de los antibióticos que los médicos recetan a sus pacientes se administra también al ganado de la industria alimentaria. Esos antibióticos matan nuestras bacterias beneficiosas. Incluyamos los antibióticos que la industria añade a los alimentos procesados que se venden en cajas, tarros, bolsas, tubos o botellas. Durante el procesado de numerosos productos se añaden químicos para matar las bacterias y los hongos que podrían acortar su vida útil. La industria alimentaria los llama conservantes, pero en esencia actúan como antibióticos. Otros químicos, como los agentes colorantes y los que añaden textura, aroma y sabor, también dificultan el desarrollo de las bacterias beneficiosas. ¿De qué otro modo un comestible podría durar años sin estropearse? La próxima vez que vayas al supermercado, recuerda que cuanto más lejana sea la fecha de caducidad de lo que vas a comer, más corta será tu vida.

Las enormes cantidades de alimentos que ingerimos, las combinaciones excesivas y la frecuencia de nuestras comidas (aunque fuesen a base de productos orgánicos) también desempeñan un papel importante en la pérdida de la flora intestinal. La combinación de alimentos en nuestras dietas actuales no tiene precedentes. Mezclamos numerosas verduras y frutas en una sola comida. Muchas de esas combinaciones no son naturales y resultan dañinas para las bacterias beneficiosas; a la larga, crean un entorno en el intestino en el que se desarrollan microorganismos oportunistas. Millones de personas siguen los consejos de los medios de comunicación y los médicos mediáticos, que defienden el aumento del consumo de frutas. Sin embargo, si tienes un exceso de hongos (una situación frecuente después de utilizar antibióticos), es posible que lo que consigas sea avivar el fuego. El azúcar de la fruta es uno de los postres favoritos de los hongos.

Los organismos oportunistas viajan constantemente por el tubo digestivo. A pesar de sus desplazamientos continuos, sólo se instalan de manera permanente cuando no hay bacterias beneficiosas que los mantengan alejados. Una vez instalados, esos nuevos y peligrosos ocupantes compiten con nosotros por los nutrientes. Se alimentan de la comida chatarra que ingerimos, que de todos modos no tiene valor nutritivo. A continuación, los parásitos atacan nuestras células y tejidos debilitados (básicamente se los comen), mientras los virus toman el control del ADN de las células y provocan que estas fabriquen más virus. Ese ataque contra la pared intestinal tiene varias consecuencias. En primer lugar, impide que el cuerpo absorba los nutrientes beneficiosos, necesarios para fabricar hormonas, neurotransmisores y otras células, por ejemplo, además de participar en las actividades moleculares del cuerpo. El sistema inmunológico queda expuesto a multitud de antígenos (superficies amenazantes), lo que le obliga a adoptar el «modo defensa». El ataque, además, deja agotado al segundo cerebro porque lo obliga a coordinar todas las respuestas inmunológicas, lo que provoca que el cuerpo sea incapaz de completar muchas de sus funciones básicas.

El grupo de vitaminas B constituye el mejor ejemplo de los tipos de nutrientes dependientes de las bacterias que el cuerpo necesita para fabricar glóbulos rojos en la médula ósea, producir las reacciones químicas necesarias para purificar el hígado y neurotransmisores en el interior de las neuronas, por ejemplo. Sin una flora intestinal sana, el cuerpo no es capaz de absorber por completo esas vitaminas B esenciales, lo que provoca que esas funciones cruciales no se desarrollen al máximo. Si multiplicamos esa situación por un gran número de nutrientes dependientes de las bacterias, el resto de reacciones bioquímicas del cuerpo se ven afectadas. Las consecuencias pueden ser devastadoras. La población insana de organismos en el intestino se conoce como disbiosis, una consecuencia inevitable de las condiciones antinaturales en las que vivimos y, posiblemente, el problema más extendido entre la población actual. Todos padecemos disbiosis en mayor o menor medida. No es fácil de diagnosticar, y en ocasiones resulta muy difícil corregirla.

No me cansaré de resaltar la importancia de una flora intestinal sana. Diversos estudios sugieren que los cambios en la composición de las bacterias del intestino están relacionados con enfermedades como la obesidad, el SCI, el asma, algunos trastornos mentales, etc. En el otoño de 2012, por ejemplo, científicos de China y Europa descubrieron que existen diferencias identificables en las bacterias intestinales de las personas con diabetes del tipo 2. Según la investigación, los afectados de ese tipo de diabetes presentan un entorno bacteriano más hostil en sus intestinos. En otras palabras, tienen niveles bajos de bacterias beneficiosas y demasiados patógenos oportunistas.

Cuando esos organismos hostiles entran en el tubo digestivo, actúan básicamente de manera independiente. Aunque se den por miles de millones, no tienen ninguna conexión física. Una vez en el interior, sin embargo, entienden rápidamente que la unión hace la fuerza. Hasta el 80% de los organismos que provocan problemas en el intestino, y en el resto del cuerpo, viven en comunidades muy compactas. Pero no sólo unas junto a otras: construyen y ocupan edificios enteros, un complejo inmobiliario de millones de pequeños organismos. Cuando unos cuantos organismos oportunistas se encuentran en el intestino muy próximos entre sí, empiezan a producir y a cubrirse con una sustancia gelatinosa y mucosa que se funde con el revestimiento de las bacterias que tienen al lado. En términos médicos, ese recubrimiento combinado se denomina biopelícula, y es objeto de una intensa investigación porque hace que los organismos del interior del cuerpo sean mil veces más resistentes a los antibióticos. Funciona así: las diferentes especies de bacterias, parásitos y cándidas (hongos) pueden compartir una biopelícula, lo que significa que sólo se requiere una pequeña presencia de cada una para movilizar un ejército poderoso contra la pared intestinal y el sistema inmunológico del intestino. Ese escudo protector actúa como una especie de búnker contra otros parásitos, el sistema inmunológico y los antibióticos. Y se trata de un búnker con un diseño muy elaborado e inteligente: contiene canales a través de los cuales se trasladan los alimentos y los desechos.

Además, la biopelícula tiene la capacidad de aislar los minerales y los metales, especialmente los pesados. Entre esos minerales y metales pesados figuran, respectivamente, el calcio y el hierro, el mercurio y el plomo. Con esos minerales y metales, la biopelícula gana en dureza y, por tanto, en resistencia a la eliminación. Para una buena reparación del intestino es preciso eliminar los organismos que no deberían estar ahí. Existen armas naturales contra ellos: destacan el ajenjo, la artemisa, el clavo, el ajo, el aceite de orégano, la berberina y el lentisco. Entre las armas farmacéuticas figuran antibióticos, antifúngicos y antiparasitarios. Sin embargo, para que cualquiera de esas armas tenga posibilidades de éxito, es preciso disolver primero la biopelícula o impedir que los organismos la fabriquen. Incluso podría ser necesario quelar los minerales y los metales presentes en ella para ablandarla. Existen varias maneras de deshacer la biopelícula y numerosas investigaciones al respecto en marcha. Utilizaremos estos conocimientos en el programa Clean para el intestino.

La pared intestinal: el talón de Aquiles del cuerpo

Como he explicado en el capítulo anterior, la pared intestinal desempeña tres importantes funciones: primera, digerir los alimentos y absorber los nutrientes; segunda, evitar que el sistema inmunológico entre en contacto con superficies extrañas (antígenos de alimentos sin digerir y organismos, tanto beneficiosos como perjudiciales), y tercera, librarse de los desechos del flujo sanguíneo. Cuando la pared intestinal está dañada, todas esas funciones se enfrentan a dificultades.

Existen muchas maneras de dañar la pared intestinal. Aunque no se trata de una superficie plana y lisa como la piel, son muy similares. La piel actúa como barrera física entre el exterior y el interior del cuerpo. Evita que organismos extraños y otros materiales penetren en la circulación del cuerpo. Se trata de una función muy importante; de hecho, nuestra supervivencia depende de ella. Los organismos extraños pueden matarnos o provocar lesiones graves cuando entran en el torrente sanguíneo (razón por la que debemos desinfectar las heridas). Los organismos tienen muchas más posibilidades de «colarse» en el cuerpo cuando hay alguna discontinuidad en la piel.

Ocurre lo mismo con la piel del interior del tubo intestinal. Cuando sus células resultan dañadas por organismos oportunistas, o cuando las células no se dividen y sustituyen a las que han sido dañadas, se forman orificios en la pared intestinal. Sus células necesitan determinados cimientos para seguir dividiéndose y formando más células que sustituyan a las desaparecidas. Algunos de esos cimientos, como la glutamina, sólo están disponibles en un cuerpo que consume alimentos saludables y que cuenta con un intestino sano para procesar y absorber los nutrientes. Cuando no es así, no se forman células que tapen los huecos. Sin embargo, aunque no falten ladrillos en la pared del intestino, las uniones hermé-

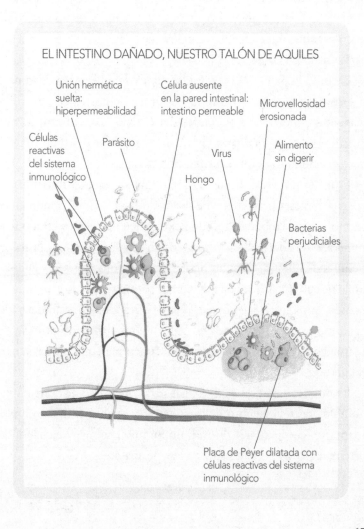

EL INTESTINO DAÑADO, NUESTRO TALÓN DE AQUILES

Unión hermética suelta: hiperpermeabilidad

Célula ausente en la pared intestinal: intestino permeable

Microvellosidad erosionada

Células reactivas del sistema inmunológico

Parásito

Virus

Alimento sin digerir

Hongo

Bacterias perjudiciales

Placa de Peyer dilatada con células reactivas del sistema inmunológico

ticas pueden soltarse, cosa que también aumentaría la permeabilidad.

Ésa es la anatomía de un intestino permeable. ¿Y qué deja pasar un intestino permeable? Dos cosas: microorganismos e información. Ésta se encuentra en las superficies de los alimentos sin digerir, los organismos y las moléculas tóxicas a las que se encuentra expuesto ahora el sistema inmunológico debido a los huecos en la pared intestinal. El sistema inmunológico queda expuesto directamente a alimentos sin acabar de digerir, toxinas y un zoológico de microorganismos, elementos con los que supuestamente nunca debería entrar en contacto.

Cuando la pared intestinal sufre algún daño, su capacidad para absorber los nutrientes disminuye. Sin nutrientes vitales, los sistemas y las funciones importantes del cuerpo se lentifican, lo que dificulta su capacidad para eliminar los residuos del flujo sanguíneo. El resultado es una acumulación tóxica.

El intestino, ese delicado, complejísimo y preciso instrumento del cuerpo, está perfectamente diseñado para vivir en condiciones naturales. Sin embargo, las condiciones que nos hemos creado han empezado a dañar la flora y la pared intestinal, que son las primeras víctimas de nuestras vidas artificiales. Su deterioro representa el desarrollo de enfermedades para millones de personas en todo el mundo. Y cuando empiezan a deteriorarse, el cuerpo reacciona desencadenando mecanismos de supervivencia específicos y un elaborado proceso de adaptación/compensación que, irónicamente, debilita todavía más el cuerpo.

Es nuestro talón de Aquiles. Las otras dos partes (el sistema inmunológico y el cerebro del intestino) quedan a su merced para adaptarse, compensar y, lo más importante, sobrevivir cuando el sistema de apoyo que los rodea se viene abajo.

El GALT: confusión en la seguridad nacional

Cuando la flora y la pared intestinales se deterioran, su sistema inmunológico queda expuesto a un número inesperado de organismos, alimentos sin digerir y químicos tóxicos cuyas superficies el cuerpo identifica como extrañas. Como ya he mencionado, esa brecha en la seguridad impulsa al sistema inmunológico del intestino a entrar en acción, de manera que inmediatamente se ponen en marcha varias reacciones. Ninguna de esas respuestas es un error, pero nosotros las experimentamos como tales. Esos aparentes errores pueden presentarse como un síntoma inespecífico (por ejemplo, fatiga) cuyo origen resulta muy complicado averiguar. Ocurre especialmente en el caso del GALT hiperactivo. Si pudieses aislar todas las células del GALT y agruparlas, producirían una masa más grande que uno de tus cuádriceps, el músculo más grande del cuerpo. La función de los músculos consiste en contraerse y crear movimiento. Eso es lo que hacen las células musculares cuando trabajan, y en ese proceso gastan energía. Imagina lo agotado que te sentirías si tuvieses una enfermedad que obligase a tus cuádriceps a contraerse constantemente. Resulta sencillo establecer la relación entre un músculo en funcionamiento y el agotamiento físico. Verías y sentirías cómo se contrae y se relaja el músculo.

Un GALT en un estado constante de ataque (que es más o menos el caso de todo el mundo hoy en día) se parece mucho a un cuádriceps en movimiento constante, aunque las células del GALT tienen una función distinta. Su trabajo es silencioso en comparación con el cuádriceps en contracción, pero a pesar de que no existe movimiento implicado, el trabajo no es menos intenso ni menos agotador. Cuando las células del GALT lanzan un ataque, consumen valiosos recursos y energía, tal como haría un batallón de guerra. Fabrican anticuerpos y se multiplican. Provocan todo tipo de reacciones químicas, que a su vez determinan efectos en el resto del cuerpo, como ocurre cuando los mastocitos producen y liberan histamina (que, a su vez, provoca obstrucción de las vías aéreas, vasodilatación, secreción mucosa y prurito, entre otras cosas). Y es posible que una persona se sienta agotada, sin ningún otro síntoma, sin tener ni la menor idea de qué es lo que va mal.

Existen muchas vías por las que el sistema inmunológico del intestino acaba causando estragos en células, tejidos y órganos de todo el cuerpo. Muchos de los pacientes que acuden a mi consulta sufren lo que parece una confusión del sistema inmunológico. En sus manifestaciones más leves, esos mecanismos acaban provocando síntomas específicos, como estornudos, prurito o tos. Se trata de mecanismos activados por el sistema inmunológico para librarse de los invasores extraños. Los estornudos y la tos son intentos de librarse de invasores que viajan en el aire, como el polen y los ácaros. Por tanto, parece lógico que el sistema inmunológico intente deshacerse de ellos por todos los medios. El prurito es la manera que tiene el sistema inmunológico de decirte que te rasques y te deshagas de algo presente en la piel o en las membranas mucosas, como los párpados y la nariz. He visto a muchas personas, convencidas de que sufren alergia estacional, que se libraban de esos síntomas después de una reparación del intestino. El polen sigue ahí, pero después de un programa Clean se acaban las reacciones alérgicas.

Algunas personas presentan esos mismos síntomas, pero sólo cuando el GALT se pone en marcha debido a determinados alimentos. Si el alimento en cuestión desencadena una reacción inmediata, podrías relacionarlo incluso con un picor o tos. Sin embargo, el GALT también cuenta con mecanismos retardados, lo que significa que el picor y los estornudos podrían comenzar hasta setenta y dos horas después de consumir el alimento. En ocasiones, sin embargo, los daños en el intestino se manifiestan como síntomas sin una función inmediata y obvia. Es el caso de los sarpullidos y las lesiones dérmicas. Cuando veo una erupción que no responde a que la persona haya tocado algo y note el efecto en la zona de contacto, o no esté provocada por la picadura de un insecto, investigo la presencia de invasores en el intestino, como, por ejemplo, parásitos. Los parásitos engañan al sistema inmunológico del intestino, y son capaces de presentarse con síntomas de lo más extraño. En sus expresiones más severas, los mecanismos activados por el sistema inmunológico del intestino acaban en total confusión, provocando la más desconcertante de las traiciones biológicas: un trastorno autoinmune.

Para que mis pacientes entiendan cómo funciona este mecanismo, utilizo una analogía muy simple para describir la complejidad del sistema inmunológico. Resulta muy eficaz para hacerse una idea general de cómo opera en este caso el GALT y cómo cae en la confusión. La mayoría de las personas conocen el juego de construcción Lego. Cada pieza tiene una forma genérica básica. Cuando se unen varias piezas, pueden adoptar cualquier forma: desde un edificio hasta algo más complejo, como una manzana o una flor. Si mostrases a un amigo una creación con piezas de Lego, reconocería al instante su forma, pero si deshicieses la combinación de piezas y las volvieses a dejar separadas, nunca adivinaría qué forma tuvo unos minutos atrás. Es muy similar a lo que ocurre con los alimentos en el nivel molecular y celular. Lo que comemos se compone básicamente de una combinación de tres tipos de bloques de construcción: proteínas, carbohidratos y grasas. Además, les acompañan otros nutrientes, como minerales y vitaminas. Cuando los alimentos se descomponen en péptidos y aminoácidos (bloques de construcción de proteínas más pequeños), y en carbohidratos y grasas más simples, pueden pasar al cuerpo a través de la pared intestinal y las uniones herméticas. Ahí es donde el GALT espera para escanear las superficies. Siempre y cuando el alimento que llega sea pequeño, su superficie permanecerá neutra en lo que al GALT respecta.

Como ya he mencionado, el sistema inmunológico del cuerpo identifica superficies. Nuestras células tienen superficies identificables, igual que los microorganismos, los alimentos sin digerir y los materiales extraños. Cada superficie cuenta con un código, y cada célula del sistema inmunológico tiene una base de datos de códigos que pertenecen a las superficies aceptadas o reconocidas como «propias». El sistema inmunológico del intestino escanea constantemente todas las superficies que pasan por la pared intestinal. Si una superficie no se reconoce como «propia», se desencadena una serie de reacciones cuya severidad será equivalente a la gravedad de la amenaza de su código. El GALT, a continuación, envía señales al cuerpo (a través del cerebro del intestino y de las células inmunológicas, que dejan la estación del intestino y circulan por la sangre) para destruir todo lo que tenga ese código de superficie o uno similar si la amenaza se considera grave. En ocasiones, las superficies de nuestras propias células y tejidos pertenecen a esta categoría «similar», por lo que el sistema inmunológico acaba atacando a las propias células del cuerpo.

Actualmente tenemos bastante información sobre las superficies y sus códigos, y cómo reacciona el sistema inmunológico a ellas. Sin embargo, nos queda mucho por aprender. El sistema de códigos de superficies en los humanos se conoce como sistema de antígenos leucocitarios (HLA). Las superficies forman parte del complejo mayor de histocompatibilidad (CMH). Por ejemplo, el grupo de enfermedades autoinmunes espondiloartropatías, que incluye la espondilitis anquilosante, la artritis reactiva y la artritis reumatoide, entre otras, comparte la implicación de un código de superficie común: HLA B27. Otras enfermedades autoinmunes, como la colitis ulcerosa, la enfermedad de Crohn, la iritis y las lesiones dérmicas, también muestran la intervención del código de superficie HLA B27. No sabemos muy bien cómo afecta el antígeno HLA B27 al sistema inmunológico. Una teoría es que numerosos organismos del intestino, como la klebsiella, presentan el código HLA

B27. Así que, cuando el intestino es hiperpermeable, el GALT queda expuesto a esa superficie, lo que provoca confusión en el sistema inmunológico y éste ataca las articulaciones y otros órganos.

Eso era lo que le ocurría a Magdalena y les sucede a muchos de mis pacientes diagnosticados con enfermedades autoinmunes. De todas las enfermedades que azotan la sociedad moderna, las autoinmunes son las que continúan confundiendo a los médicos. ¿Por qué el cuerpo se vuelve contra sí mismo? ¿Cómo es que, de repente, el sistema autoinmune, que está perfectamente diseñado para detectar y tratar con los invasores extraños, piensa que el cuerpo es el enemigo? Es como si el sistema autoinmune no distinguiese entre lo «propio» y lo que no lo es.

El tipo de enfermedad autoinmune depende del tejido, o combinación de órganos, que el sistema ataca. Siempre digo a mis pacientes que en realidad no importa el tipo de trastorno autoinmune que se padezca. Lo que importa es cómo (o por qué) el sistema inmune se confunde. Esa confusión tiene lugar casi siempre en el mismo sitio: el intestino.

Otro ejemplo de un sistema inmunológico confundido que ataca a su anfitrión es la tiroiditis de Hashimoto. En general, se produce como una reacción cruzada contra el gluten. En un intestino con hiperpermeabilidad expuesto al gluten, el GALT organiza un ataque contra éste. Sin embargo, ciertas superficies del sistema tiroideo son muy similares a las superficies del gluten, de manera que el tiroides acaba recibiendo el ataque.

Ésta es la explicación más simplificada que se me ocurre, y aun así no deja de ser complicada. La explicación científica detallada resulta todavía más confusa, a veces incluso para los propios especialistas en enfermedades autoinmunes, los reumatólogos. Quizá por todos estos nombres y conceptos complicados, los médicos no tienen demasiados reparos en limitarse a recetar esteroides o quimioterapia.

Las enfermedades autoinmunes están en auge; cada día hablo con alguien a quien han diagnosticado una y que ha empezado un tratamiento con esteroides o quimioterapia para deprimir el sistema inmunológico. En muchos casos, la reparación del intestino resuelve la confusión del sistema inmunológico, y no sólo permite a mis pacientes evitar esas medicaciones tan fuertes, sino que además recuperan su salud por completo.

El segundo cerebro: fallo del GPS

Incluso en circunstancias óptimas, el cerebro del intestino está siempre muy ocupado. Coordina constantemente casi todos los aspectos de las funciones intestinales. Veamos, por ejemplo, la peristalsis (la contracción de los músculos del tubo intestinal), que permite que los alimentos y los productos de desecho se desplacen en el intestino. Durante la peristalsis, el segundo cerebro envía señales a todas las células musculares a través de filamentos nerviosos, al tiempo que coordina las señales que van y vienen del GALT. De ese modo, el segundo cerebro no sólo modula la actividad en las diferentes bases del GALT, sino que también conecta el GALT con el resto del sistema inmunológico en todo el cuerpo. Básicamente, el segundo cerebro del intestino actúa como una infraestructura de comunicaciones para el GALT.

Al mismo tiempo, el cerebro del intestino sirve como orquestador de respuestas compensatorias para el sistema hormonal. El ejemplo más común sería la estimulación de las glándulas suprarrenales para que produzcan más cortisol como respuesta primaria básica al estrés. Una vez liberado, el cortisol eleva los niveles de azúcar en sangre, lo que obliga al cuerpo a producir más insulina.

Además, el cerebro del intestino está plenamente implicado en el proceso de la digestión porque regula muchos de sus aspectos:

por ejemplo, comprimir el contenido de la vesícula biliar hacia el intestino delgado en el momento adecuado. También participa en la coordinación y el equilibrio hormonal mediante la comunicación con glándulas y tejidos. Encontrarás más información sobre las funciones del cerebro del intestino en el capítulo 3, pero es imposible describirlas todas.

Cuando se produce disbiosis e hiperpermeabilidad, el cerebro del intestino desvía su atención para coordinar las respuestas del GALT y compensar los numerosos desequilibrios que se producen a consecuencia de los daños en nuestro talón de Aquiles. El segundo cerebro pasa a estar tan ocupado coordinando esas otras funciones de «emergencia» que las funciones normales y cotidianas también resultan afectadas. La peristalsis es una de las primeras que nota las consecuencias. El estreñimiento es el síntoma más común del mundo, aunque muchas de las personas que lo padecen no lo saben. Una evacuación diaria se considera suficiente, pero en realidad se trata de la expresión más leve de estreñimiento.

Las neuronas se comunican fabricando y liberando neurotransmisores. Para fabricarlos al ritmo necesario tienen que recibir nutrientes. Algunos de los nutrientes esenciales para la producción de neurotransmisores son los primeros que desaparecen en un intestino disbiótico y que no absorbe: por ejemplo, vitaminas del grupo B, magnesio, calcio y potasio. Así, la disfunción del segundo cerebro empeora.

Ahora que entendemos mejor por qué enfermamos, vamos a ver más de cerca por qué las enfermedades crónicas más comunes en el mundo tienen su raíz en una disfunción del intestino. Como quedará todavía más claro en breve, curar el intestino es el paso más importante que podemos dar para disfrutar una buena salud toda la vida.

5

La supervivencia disfrazada de enfermedad

Una mañana, no hace mucho tiempo, caminaba hacia casa cuando me encontré con una escena memorable. Del asfalto salía un brote de bambú. Había conseguido abrirse paso a través del suelo, como si éste fuese de papel. Para mí fue un claro recordatorio de que el motor más poderoso de la naturaleza es la supervivencia.

Nuestros cuerpos poseen la misma inteligencia.

¿Alguna vez has probado a permanecer debajo del agua un poco más de tiempo del que estás acostumbrado? ¿Has llegado al punto en el que tu cuerpo necesita aire desesperadamente y empieza a manifestar señales de lucha? Lo que viene después de ese momento (la lucha épica para volver a respirar) es un ejemplo clásico de lo que el instinto de supervivencia pone en juego. En un nivel celular y molecular, esa lucha por la supervivencia no es menos dramática o intensa. En el interior del cuerpo, miles de millones de células experimentan miles de millones de reacciones químicas, cada segundo de cada día, para garantizar nuestra supervivencia. En términos sencillos, estamos diseñados para sobrevivir.

Si la naturaleza ha diseñado el cuerpo específicamente para sobrevivir, ¿por qué seguimos enfermando? La respuesta es muy sencilla. No lo hacemos. Simplemente, el cuerpo no sabe ponerse enfermo. Lo que llamamos enfermedades no son más que formas diferentes de mecanismos de supervivencia. En esencia, serían los intentos del cuerpo para conseguir que un brote de bambú atraviese el asfalto.

El mecanismo de supervivencia más conocido es la respuesta de lucha o huida. Iniciar una lucha o salir huyendo para salvar tu vida son dos opciones muy distintas, pero tienen algo en común. Ambas darán mejores resultados si el cuerpo se encuentra preparado fisiológicamente para los extraordinarios esfuerzos a los que se va a ver sometido. Para desencadenar ese mecanismo, tu cuerpo establece millones de reacciones moleculares y conductas celulares (se necesitaría una enciclopedia para describirlas todas). Básicamente, las glándulas suprarrenales liberan adrenalina y noradrenalina. Las células del iris se contraen para dilatar las pupilas con el fin de que puedas ver con mayor claridad. Además, las células de los nodos sinusales del corazón (el pacificador natural del corazón) aceleran el pulso, lo que provoca el aumento de la presión sanguínea. Las células, a continuación, queman glucosa y oxígeno a una velocidad mucho más alta, y las células nerviosas envían impulsos eléctricos también más rápidos. Con un ritmo cardíaco y una presión sanguínea más elevados, y con una visión más aguda, la huida del peligro o la lucha resultan más eficaces, lo que maximiza las posibilidades de supervivencia.

El sistema inmunológico funciona de un modo similar. Es capaz de realizar numerosas acciones específicas en diferentes situaciones, con posibles resultados muy distintos. Las diferentes divisiones del ejército del sistema inmunológico se ponen en marcha ante las distintas amenazas. Los glóbulos blancos conocidos como neutrófilos, por ejemplo, atacan a las bacterias, mientras que los monocitos (otro tipo de glóbulos blancos) se encargan de los virus. Cuando se desencadena una alergia, los eosinófilos y los mastocitos se ven sometidos a un duro esfuerzo, mientras que los fagocitos se comen (*phago*, «comer») las células muertas y los elementos extraños.

Aunque el sistema inmunológico reacciona de manera distinta a las diferentes amenazas, responde por igual a casi todas en un aspecto: la inflamación. Ése es el nombre para un conjunto de respuestas básicas que establecen las condiciones internas para que las células del sistema inmunológico trabajen con mayor eficacia. La vasodilatación y el aumento de la permeabilidad de los vasos sanguíneos son dos respuestas básicas. Permiten la migración de células del sistema inmunológico desde el interior de los vasos sanguíneos hasta la zona en la que más se necesitan. En plena inflamación local, la temperatura de la zona aumenta porque las células del sistema inmunológico funcionan mejor con temperaturas ligeramente más altas. A mayor escala, ésa es la razón por la que el cuerpo genera fiebre durante un aumento de la demanda de actividad del sistema inmunológico (por ejemplo, durante una infección).

La inflamación local no sólo ayuda al sistema inmunológico a prepararse y presentar batalla contra los invasores extraños; además, establece un clima interno para la reparación de la zona afectada arreglando estructuras dañadas, formando cicatrices y, finalmente, devolviendo el tejido dañado a su estado original. La inflamación localizada es una respuesta de supervivencia perfecta, no la condición precursora subyacente que actualmente se relaciona con la mayoría de las enfermedades crónicas.

El verdadero problema surge cuando la inflamación pasa a ser sistémica. *Sistémico* significa «en todo el sistema»; es decir, afecta a todo el cuerpo. La inflamación sistémica puede pasar inadvertida durante años y provocar enfermedades crónicas como cardiopatías, cáncer, diabetes o diversos trastornos autoinmunes.

La inflamación sistémica no es fácil de entender. Lo mejor es pensar en la coagulación, un proceso «hermano» de la inflamación. La coagulación es uno de los mecanismos de supervivencia más básicos (pero también de los más importantes).

Resumiendo, así es como funciona la coagulación: en el flujo sanguíneo circula un grupo de proteínas normalmente inactivas (factores de coagulación) y células (plaquetas). Cuando un vaso sanguíneo sufre algún daño, se activan para formar un coágulo que impida el sangrado. Es un mecanismo de supervivencia local que salva vidas. Pero ¿qué pasaría si ese proceso local se convirtiese en sistémico? ¿Y si toda la sangre del cuerpo se coagulase a la vez? No es necesario ser médico para imaginar qué ocurriría, pero de todos modos te lo explico: muerte fulminante.

La inflamación es muy similar a la coagulación. Como las proteínas del sistema de coagulación, las células y las moléculas que provocan inflamación también circulan en el flujo sanguíneo en estado inactivo hasta que se necesitan. Cuando un tejido resulta dañado o invadido, la inflamación se «activa» localmente. Pero también puede activarse de manera sistémica. Si la inflamación se convierte en sistémica, lo habitual es que cause estragos. En medicina funcional, la inflamación se compara con un fuego incontrolado que destruye implacablemente todo lo que encuentra a su paso. Del mismo modo que la inflamación local provoca el aumento de temperatura de la zona afectada, la inflamación sistémica nos quema literalmente desde dentro.

¿Por qué se produce una inflamación sistémica? Ésa es la pregunta del millón. ¿Por qué tantas personas se ven afectadas por un sistema inflamatorio que se pone en marcha sistemáticamente? Este libro es la solución y la respuesta a esa pregunta. Antes de una enfermedad crónica se produce una inflamación sistémica. Pero antes de una inflamación sistémica hay una disfunción del intestino.

Aunque la inflamación sistémica afecta a diferentes partes del cuerpo, casi siempre se origina en el intestino. Esto significa que la mayoría de los síntomas y las enfermedades que se manifiestan en diferentes partes del cuerpo (desde el corazón hasta las articulaciones) son en realidad consecuencias complejas, o disfraces elaborados, de un problema común: la disfunción intestinal.

En este capítulo veremos cómo algunos de los síntomas y enfermedades crónicas más comunes en el mundo actual se originan en el intestino.

Cardiopatías

La principal causa de muerte en Estados Unidos es la enfermedad de las arterias coronarias, mi pan de cada día como cardiólogo. Pero yo no la veo como tal enfermedad. Para mí se trata del mejor ejemplo de un mecanismo de supervivencia con efectos devastadores. Y podría tener su origen en el intestino.

Si la pared de una arteria resulta dañada (algo habitual cuando las arterias se ensanchan debido al estrés y a una presión sanguínea elevada, o por el paso de moléculas tóxicas e irritantes como las de la nicotina, las grasas trans, el cloro, los aditivos y los oxidantes), el cuerpo tapa las fisuras con placas de colesterol, una especie de yeso, en un intento de evitar que la arteria quede más dañada y sangre. La placa de colesterol gana tiempo para que las células de la pared arterial puedan dividirse y reparar la zona dañada cubriéndolas con células nuevas por debajo de la placa. Finalmente, cuando la causa de la irritación remite, como ocurre en la naturaleza, la placa de colesterol se reabsorbe y la arteria vuelve a estar como nueva. Es algo similar a lo que ocurre con una herida en la piel, debajo de la costra. Se desarrollan nuevas células que cubren la zona, de manera que cuando la costra cae, la piel aparece intacta de nuevo. Todas esas actividades cruciales están desencadenadas, estimuladas y sostenidas por una inflamación local. Cuando la pared arterial queda reparada, el cuerpo absorbe la placa de colesterol porque ya no la necesita.

Se trata de un mecanismo de supervivencia perfecto. A menos que la irritación continúe, cosa que hace en gran parte debido a las condiciones antinaturales en las que vivimos hoy en día. La consecuencia es que cuando se pone en marcha el mecanismo de producción de la placa, nunca se detiene. Se produce entonces una respuesta sobreestimulada por la acción de la inflamación sistémica, que casi siempre se origina por una disfunción del intestino. En lugar de ser reabsorbida, la placa continúa desarrollándose hasta que acaba por bloquear el flujo sanguíneo en el interior de la arteria. Las funciones de producción y reabsorción de la placa operan perfectamente en condiciones naturales, en las que las situaciones estresantes y las condiciones metabólicas adversas van y vienen. Sin embargo, el proceso pasa a ser perjudicial cuando el cuerpo se ve sometido a una presión constante debido a la inflamación sistémica.

Cuando se produce la inflamación sistémica, las arterias se irritan con más frecuencia y de manera más severa. La inflamación sistémica crónica y sostenida se acepta ya como el factor de riesgo más importante de la enfermedad de las arterias coronarias. Estatinas, como los fármacos Lipitor y Crestor, evitan los infartos debido en gran parte a sus propiedades antiinflamatorias, no porque bajen el colesterol (como creen muchos médicos y pacientes). Las estatinas bloquean químicamente la cascada de reacciones que activan la inflamación sistémica.

Cuando aceptemos que la inflamación crónica y sostenida es principalmente una respuesta de supervivencia a un intestino disfuncional, podremos cambiar realmente la mayor causa de sufrimiento y muerte en muchos países.

Las conexiones entre el corazón y el intestino no se terminan ahí. La siguiente es una conexión que sigue desconcertándome. La mayoría de las personas saben que si tienen dolor en la parte izquierda del pecho, podrían estar sufriendo un infarto y deberían llamar a una ambulancia o acudir a urgencias. El problema es que los infartos no siempre provocan dolor en el pecho. En algunos casos se presentan de manera atípica y la persona que lo experimenta cree que el problema es otro. Las consecuencias suelen ser fatales.

El síntoma atípico más común es la indigestión. Todavía no lo entiendo del todo, pero no puedo evitar comentar esta paradoja: el intestino puede estar enfermo durante años sin manifestar síntomas, pero en el momento en que se produce un infarto, cuando resulta decisivo saber que el problema se localiza en el corazón, el intestino decide engañarnos y muestra síntomas como náuseas e indigestión, lo que desvía nuestra atención (con resultados, por lo general, mortales). Me pregunto si los síntomas intestinales no son más que un intento desesperado de nuestra intuición para que nos tomemos muy en serio la situación. Un intestino que desencadena una inflamación sistémica va acompañado de un segundo cerebro (el instrumento de la intuición) que trabaja a toda potencia. La indigestión durante un infarto podría ser el mensaje de un instrumento de la intuición distorsionado.

La enfermedad de las arterias coronarias no es el único tipo de cardiopatía que tiene potentes conexiones con el intestino. Bill padecía un problema completamente distinto. A sus noventa y tres años, era un hombre increíblemente activo y productivo. Su rutina diaria alternaba tareas periodísticas, escribir, nadar, caminar, estudiar y una animada vida social. Después de notar que le costaba respirar, visitó a varios médicos y acabó en la consulta de un conocido cardiólogo. Varias pruebas confirmaron que su válvula aórtica (la que se encuentra en el ventrículo izquierdo del corazón) estaba considerablemente más cerrada de lo normal, una condición llamada estenosis aórtica. Fue entonces cuando Bill se enteró de que su corazón no estaba bien. En menos de una semana le dieron cita para sustituirle la válvula aórtica. Huelga decir que el riesgo de esta cirugía es muy elevado, pero la familia y los amigos de Bill, y sobre todo el cirujano, le asustaron tanto que le convencieron para someterse a la intervención. Él seguía buscando desesperadamente una segunda opinión.

Bill había leído *Clean* y concertó una cita conmigo. Le examiné en el hospital Lenox Hill, donde determiné que su válvula aórtica, en efecto, era estrecha en grado entre moderado y severo. Sin embargo, cuando repasamos su historial médico, descubrí que sus síntomas empezaron después de un tratamiento con antibióticos para una infección del tracto urinario. Además de la falta de aliento, se sentía hinchado y tenía gases después de las comidas. Inmediatamente le prescribí un programa de reparación del intestino antes de operarse. Para su sorpresa, pero no para la mía, en diez días se resolvieron completamente la falta de aliento, la hinchazón y los gases. Al final del programa de tres semanas, Bill se sentía tan bien que canceló la operación. Su intestino disfuncional había estado consumiendo demasiado oxígeno, lo que había provocado su falta de aliento. El programa no le sirvió para expandir la válvula, pero sí corrigió su disbiosis, hizo que su pared intestinal fuese menos permeable y calmó su GALT. Todos estos efectos liberaron gran parte del oxígeno, tan necesario, y con él energía, lo que le permitió continuar con sus actividades normales.

Probablemente, hacía décadas que su válvula cardíaca era estrecha, pero hasta que su intestino quedó dañado por los antibióticos no empezó a experimentar la falta de aliento. La estenosis aórtica va progresando, y lo habitual es que termine en una sustitución de la válvula. Si Bill hubiese sido mucho más joven, probablemente yo hubiese insistido en que se cambiase la válvula. Pero una operación a corazón abierto a los noventa y tres años podría haberle matado o haber reducido considerablemente su calidad de vida durante un tiempo (tal vez, durante lo que le quedaba de vida). La reparación del intestino permitió a Bill evitar la cirugía y, lo más importante, eliminar por completo sus síntomas.

Cáncer

Cáncer es el nombre utilizado para diversas enfermedades que tienen una cosa en común: un grupo de células que empieza a aterrorizar al cuerpo. Esas células terroristas matan a las células inocentes que tienen a su alrededor, para lo cual se multiplican de manera excesiva, comprimiendo los tejidos y órganos vecinos, compitiendo por los nutrientes y liberando toxinas en la circulación.

El enfoque médico actual consiste en matar a las terroristas con artillería pesada (quimioterapia) o eliminarlas mediante cirugía. La quimioterapia funciona básicamente bloqueando la división de las células que se multiplican a toda velocidad. Por desgracia, también mata a las células sanas, no cancerosas, que necesitan dividirse rápidamente para que el cuerpo funcione. Entre esas células figuran los glóbulos rojos de la médula ósea, las células del sistema inmunológico, las reproductivas y las de la pared intestinal, que hace posible la hiperpermeabilidad y la mala absorción. En otras palabras, la quimioterapia permite la entrada de sustancias dañinas en el flujo sanguíneo al tiempo que dificulta la absorción de nutrientes procedentes de los alimentos.

Por lo general, la quimioterapia mata al paciente más rápidamente que el cáncer. Por extraño que parezca, el enfermo, sus familiares y los médicos experimentan una sensación de alivio al pensar que hacen todo lo que pueden. Así lo percibí después de que el cáncer se llevase a mi padre. Lo acompañaba a sus sesiones de quimioterapia y veía cómo se iba apagando, poco a poco, hasta que lo único que quedó de él fueron piel y huesos. Si hubiese pensado en el cáncer como un grupo de células que tratan de sobrevivir, ¿hubiésemos podido salvarle la vida, en lugar de matarlo poco a poco con la quimioterapia? ¿Y si en lugar de utilizar armas químicas de destrucción masiva hubiésemos intentado mejorar las deplorables condiciones internas que habían llevado a esas células a volverse en contra de mi padre? ¿Y si hubiésemos probado un enfoque holístico?

Como cualquier buen ciudadano que respeta la ley, una célula sana reclama ciertos derechos básicos: un lugar seguro y limpio para vivir, alimento, educación y ocio. Como en la vida real, las cosas malas suelen ocurrir cuando las circunstancias son malas. Si las calles están descuidadas, hay violencia y falta de seguridad; si el aire está contaminado, o si un ciudadano no tiene acceso a la comida, o si invasores extraños se infiltran constantemente en las fronteras de un país, un buen ciudadano puede acabar recurriendo a la violencia o el extremismo. Sin embargo, si preguntásemos a un terrorista, probablemente respondería que no hace nada malo, que el sistema es injusto, que las condiciones resultan intolerables. O que el futuro es sombrío, que sólo está haciendo lo que tiene que hacer para sobrevivir, aunque eso suponga matar a otros ciudadanos. Por terrible que parezca, es exactamente lo que ocurre con las células cancerosas.

En el interior del cuerpo, las calles (arterias) están sucias (presentan tóxicos); el aire está contaminado (por la acidez), la comida es mala (sin valor nutricional) y los invasores extraños se infiltran de forma habitual en las fronteras (virus, bacterias, parásitos y hongos están asociados con diferentes tipos de cáncer). Mientras tanto, las fuerzas de seguridad nacional del cuerpo utilizan armas peligrosas (inflamación sistémica), lo que convierte a los ciudadanos normales (células sanas) en terroristas (células cancerosas).

Todas esas condiciones favorables para la proliferación de células terroristas (inflamación sistémica, falta de nutrientes, acidez, absorción de toxinas e infiltración de organismos invasores) son consecuencia directa de la disfunción del intestino.

No pretendo simplificar las cosas en exceso. El cáncer es el resultado de numerosas variables. Sin embargo, incluso los factores genéticos están relacionados con el intestino. El hecho de ser portador del gen de un determinado tipo de cáncer no garantiza que éste se vaya a desarrollar. Los genes se activan y se desactivan en función de las condiciones en las que vive la célula. La nutrigenómica es la ciencia que estudia cómo los nutrientes, la falta de éstos y las moléculas tóxicas absorbidas a través de los alimentos pueden activar un gen previamente inactivo. Las condiciones que activan los genes del cáncer, sin embargo, son principalmente el resultado de una disfunción intestinal.

Existen toxinas que favorecen el desarrollo de un cáncer que no penetran a través del intestino. Los gases tóxicos entran por los pulmones; numerosas toxinas penetran a través de la piel, igual que muchos microorganismos. Sin embargo, tienen muchas más probabilidades de éxito en el desarrollo de un cáncer si existe un clima de inflamación sistémica. En el caso de muchas personas, se trata de un mecanismo de supervivencia desencadenado por una disfunción del intestino.

En todos los casos, la reparación del intestino y mantener una buena salud intestinal nos brindan la posibilidad de mejorar nuestra salud si ya se padece cáncer. Y, lo más importante, si estás sano, representan la mejor manera de evitar que éste se desarrolle.

Depresión

En 1997, cuando me diagnosticaron depresión, el psiquiatra me dijo que mi cerebro no producía suficiente serotonina. Mientras hablaba, se señalaba la cabeza, un gesto que me indicaba dónde se encontraban aquellas neuronas perezosas. No volví a pensar en eso hasta mucho tiempo después. Durante mi primera clase de medicina funcional, en 2006, me acordé de que las neuronas del intestino fabrican la mayor parte de la serotonina de un cuerpo sano. Mi psiquiatra se equivocaba cuando se señalaba la cabeza. Debería haber apuntado a su vientre. Y yo estaba equivocado por pensar que aquellas neuronas eran perezosas. En realidad, trabajaban más que en circunstancias normales, sólo que les faltaba la materia prima que necesitaban o estaban ocupadas en otras tareas prioritarias por un estado de alarma (que es lo que ocurre, por ejemplo, cuando el intestino sufre una disfunción).

La serotonina es un neurotransmisor (moléculas a base de proteínas que las neuronas utilizan para transmitirse mensajes). Así es como se comunican las neuronas. Se cree que la serotonina es el neurotransmisor responsable de las sensaciones de felicidad y bienestar, y su falta se relaciona con la depresión. Necesita nutrientes específicos para su síntesis (por ejemplo, 5-hidroxitriptófano [5-HTP], vitamina B_6, magnesio y calcio). Cuando el intestino es disfuncional y la absorción se ve reducida, esos valiosos nutrientes son los primeros que escasean. Sin ellos, las neuronas no son capaces de reunir suficiente serotonina.

Un problema de absorción es sólo una de las vías por las que una disfunción intestinal provoca una reducción de la producción de serotonina, y la consiguiente depresión. Otra tiene lugar cuando el segundo cerebro del intestino necesita desviar su atención a otras prioridades. Como ya he explicado, el segundo cerebro es responsable de numerosas actividades. Si hay una disfunción intestinal, el segundo cerebro tiene que dedicar energía y recursos a coordinar los mecanismos de supervivencia, lo que lo desvía de la producción de niveles saludables de serotonina. Aunque existan suficientes nutrientes, éstos se utilizarán para la producción de otros neurotransmisores, como dopamina, adrenalina, noradrenalina y ácido gamma-aminobutírico (GABA). Y todos esos neurotransmisores son necesarios para que las neuronas coordinen los ataques del sistema inmunológico y regulen todo tipo de medidas compensatorias. Sin la fabricación de la serotonina necesaria, el cuerpo, la mente y el espíritu sucumben a la depresión.

La serotonina no sólo influye en el estado de ánimo y la sensación de felicidad; también afecta a las funciones del intestino, como la motilidad y la digestión. En mi caso, la disfunción de mi segundo cerebro no sólo se expresó como una depresión, sino también en forma de SCI. Por eso los médicos suelen recetar antidepresivos para el SCI, ya que alivian los síntomas.

La depresión es un problema en aumento en todo el mundo. Según la Organización Mundial de la Salud (OMS), más de 350 millones de personas la padecen. Resulta increíble pensar que alrededor del 5% de la población mundial sufre depresión en el transcurso de un año. No existe ni un solo lugar en el mundo donde se esté completamente a salvo de este trastorno. Muchos expertos creen que la depresión pronto superará al resto de enfermedades como principal causa de sufrimiento en el mundo.

Cuando tuve depresión, me sentía perdido, con una falta total de perspectiva, y completamente abrumado por las dudas. Ahora entiendo que era porque mi segundo cerebro, mi instrumento de la intuición, no funcionaba bien. Las neuronas de mi intestino estaban demasiado ocupadas ayudando a mi sistema inmunológico a luchar contra la disbiosis y la permeabilidad en aumento de mi tubo digestivo. Cuando mi intestino recuperó la salud mediante un programa de reparación y mantenimiento, aquella sensación de estar perdido desapareció por completo. Recuperé el sentimiento de que mi vida volvía a tener sentido. Decidí explicárselo a todo el mundo, y por eso he escrito este libro.

Alergias

Cuando conocí a Tim, mi vecino, insistía en que estaba perfectamente sano. Su única preocupación respecto a la salud era el estado de su madre. Para tratar un caso raro de anemia ferropénica, se sometía a transfusiones de sangre y le administraban hierro por vía intravenosa desde hacía varios años. Tim no estaba satisfecho con el tratamiento médico de su madre, una maravillosa mujer llamada Bárbara, así que me preguntó si conocía alguna alternativa, cualquier cosa (me dijo), para ayudarla. Después de hablar con Bárbara sobre su historial médico y de revisar sus análisis clínicos, decidí someterla a un programa de reparación del intestino.

Cuando preparábamos todo para iniciar el programa, observé que Tim no dejaba de estornudar, rascarse la nariz y frotarse los ojos. Me explicó que sufría alergias con cada cambio de estación. Lo atribuía al polen. No pensaba que pudiese tratarse de una enfermedad. Para él no era más que un problema ambiental. Tim se veía a sí mismo como la personificación de la buena salud, y con la excepción de alguna infección respiratoria ocasional (para la cual tomaba antibióticos), no tenía preocupaciones médicas.

Sin embargo, cuando le expliqué que las alergias se originan principalmente en el intestino, decidió unirse a su madre en el programa.

Al cabo de unos días, sus alergias habían mejorado drásticamente, y al final del programa ya no quedaba rastro de ellas (en una época del año en que normalmente le atacaban con más fuerza). En los tres años que han pasado desde que terminó el programa, Tim no ha sufrido ni un solo episodio de alergia estacional.

Bárbara experimentó unos resultados igualmente impresionantes, o más. Después de su programa de reparación del intestino, acompañado de unos meses siguiendo los principios del método Clean para el intestino, dejó de necesitar las transfusiones. Parecía que había vuelto a nacer. Sus médicos estaban asombrados.

Lo que llamamos alergias son en realidad una reacción exagerada del sistema inmunológico a materiales o invasores extraños que suponen una amenaza muy leve. Al entrar en contacto con una superficie amenazante, el cuerpo activa determinados mecanismos para tratar de librarse del material o el invasor en cuestión: un estornudo, picor, tos o lágrimas para expulsar lo que sea que haya alarmado al sistema inmunológico. No importa en qué parte del cuerpo se manifiesta una alergia (en los pulmones o en la piel, por ejemplo); la confusión del sistema inmunológico casi siempre tiene su origen en una disfunción intestinal.

Como millones de personas que la sufren, Tim pensaba que la alergia (en su caso, al polen) era el único problema. Había aceptado que necesitaba tomar medicación durante la época de la polinización. Su teoría se vino abajo en cuanto terminó su programa de reparación del intestino y su alergia desapareció. Cuando me preguntó cómo había ocurrido, me limité a sonreír y le dije: «Tim, así es como lo ha diseñado la naturaleza. Tu sistema inmunológico, junto con tus pulmones, respondía al polen de una manera desmedida. El polen sólo provocaba la reacción cuando se encontraba con células hipersensibles del sistema inmunológico de los pulmones. Reaccionaban de manera exagerada. La razón por la que la reparación del intestino ha resuelto tus síntomas es que el sistema inmunológico del intestino provocaba un estado de alerta sistémico, se comunicaba con las células inmunológicas de los pulmones y hacía que éstas reaccionasen de manera excesiva. Una vez corregida la disfunción intestinal, el polen nunca volverá a afectarte de ese modo».

Si, como Tim, las personas que padecen alergias estacionales siguiesen un programa de reparación del intestino y continuasen manteniéndolo limpio, se ahorrarían mucho malestar y dinero en medicamentos cada año.

Enfermedades autoinmunes

Si las alergias son una reacción exagerada debido a una disfunción intestinal, las enfermedades autoinmunes representan la confusión total de sus ejércitos.

Las enfermedades autoinmunes son aquellas por las que el cuerpo recibe un ataque del propio sistema inmunológico. Esa situación tiene un aspecto muy negativo. Resulta confusa; es como si el director de la CIA fuese también el terrorista más temido. ¿De quién te fías si ni siquiera podemos confiar en los propios agentes de seguridad?

De todas las enfermedades que afectan a la sociedad moderna, las autoinmunes continúan confundiendo a los médicos. ¿Por qué el cuerpo se vuelve contra sí mismo? ¿Cómo es que el sistema inmunológico, perfectamente diseñado para detectar y enfrentarse a invasores extraños, de repente piensa que el cuerpo es el enemigo?

Conocí a Elise en una charla promocional sobre mi primer libro, *El método Clean*, en un establecimiento de alimentación natural de Manhattan. Durante la charla, expliqué de pasada que la confusión del sistema inmunológico empieza en el intestino. Después del acto, Elise se acercó y me explicó su historia. Diagnosticada con lupus, tomaba altas dosis de analgésicos y esteroides para los dolores articulares. La medicación no controlaba sus síntomas. Su reumatólogo quería que empezase a tomar quimioterapia. Elise me explicó que tenía ganas de explorar la idea de un programa de reparación del intestino. Aunque nunca pasó consulta conmigo, llevó la idea adelante. Unos meses más tarde contactó conmigo por Facebook para explicarme cómo había creado su propio programa de reparación del intestino y que había dejado la medicación. Además, tenía la sensación (y el aspecto) de haberse quitado varios años de encima.

Uno de los medios por los que el sistema inmunológico acaba atacando los tejidos del cuerpo que debería defender es un fenómeno denominado reactividad cruzada. Cuando el sistema inmunológico del intestino detecta determinadas superficies amenazantes en el contexto de un intestino permeable, envía señales al resto de las células inmunológicas del cuerpo para que ataquen las mismas superficies (en previsión de que el invasor extraño ya haya penetrado en el torrente sanguíneo). Algunas de esas superficies amenazantes pueden ser muy similares a las de las células y las moléculas del cuerpo, pero el sistema inmunológico también las ataca. Muestra reactividad cruzada contra esas superficies. Ocurre así en el caso de la tiroiditis autoinmune, también conocida como tiroiditis de Hashimoto. El sistema inmunológico de algunas personas reacciona al gluten produciendo anticuerpos contra determinados componentes de su sistema tiroideo (anticuerpos antitiroglobulina y antiperoxidasa tiroidea), lo que provoca disfunción tiroidea o hipotiroidismo. Se trata de un ejemplo de reactividad cruzada entre el gluten y los componentes del sistema tiroideo.

Los trastornos autoinmunes se tratan casi siempre del mismo modo. Después de un tratamiento con analgésicos y antiinflamatorios no esteroideos (si los síntomas incluyen dolor), la medicación continúa con prednisona u otro esteroide, que deprime el sistema inmunológico y reduce la intensidad del ataque contra los tejidos, o lo elimina. Sería como añadir Valium al agua del ejército en secreto. Los soldados dejarían de ser eficaces, estarían medio dormidos. Y eso es algo bueno y malo a la vez. Cuando los «soldados» del cuerpo están adormilados y aletargados debido a la medicación, dejan de atacar simultáneamente a lo que los amenaza, lo que aumenta la propensión a las infecciones, a desarrollar cáncer, y toda una serie de efectos secundarios negativos, como aumento de peso, retención de líquidos y desequilibrios hormonales.

Si el tratamiento con esteroides es como añadir Valium al agua de las tropas, la quimioterapia equivaldría a añadir cianuro. El uso de la quimioterapia para tratar enfermedades autoinmunes severas es cada vez más frecuente. Y, como ya he mencionado, la quimioterapia simplemente mata el sistema inmunológico.

Las personas que sufren enfermedades autoinmunes se sienten aliviadas cuando descubren que la confusión del sistema inmunológico suele empezar en el intestino, y todavía más cuando sienten cómo desaparecen sus síntomas a medida que su intestino recupera la salud.

Mediante la reparación del intestino he ayudado a pacientes como Elise, Magdalena y muchos otros a recuperar la salud y evitar medicaciones peligrosas para diversas enfermedades autoinmunes, como el síndrome de Behcet, el lupus, la espondilitis anquilosante, la artritis reumatoide o la enfermedad de Hashimoto, entre otras.

Dolor de espalda

El dolor de espalda es la dolencia que más pacientes lleva a las consultas médicas. Y su origen está casi siempre en una disfunción intestinal. ¿Cómo se relacionan? La explicación es tan sencilla que pasa desapercibida para la mayoría de los profesionales actuales, o ni siquiera se tiene en cuenta. Simplemente, se trata de una cuestión de espacio y de presión.

Cuando los sistemas inmunológico y nervioso del intestino se enfrentan a la disbiosis y la hiperpermeabilidad (intestino permeable), el flujo sanguíneo aumenta para satisfacer las demandas más altas de oxígeno y nutrientes de un ejército y una red de comunicaciones en guerra. La consecuencia es que todo el intestino se dilata. Al expandirse, empuja los tejidos y los órganos que lo rodean. Primero empuja en la dirección de la pared abdominal, ya que generalmente ahí existe menos resistencia debido a la debilidad de los músculos. Eso hace que el intestino sobresalga (la famosa tripa que obsesiona a tanta gente). Quítate la camisa y colócate de perfil ante un espejo. Si tu pared abdominal sobresale y no estás embarazada, podría ser que tu intestino maltratado esté empujando. Mucha gente cree que se trata de grasa, pero ésa es sólo una parte de la respuesta. Visita cualquier gimnasio y observa a los usuarios de más edad. Apenas tienen grasa bajo la piel de la pared abdominal; de hecho, en muchos casos se les marcan las venas (una señal de que apenas hay grasa bajo la piel), pero de todos modos muchos presentan un vientre hinchado.

El intestino también empuja los órganos abdominales vecinos, incluyendo los riñones, el hígado, los ovarios y el útero (lo que provoca disfunciones en distintos grados porque se reduce la circulación en esos órganos), así como las vértebras y los nervios que salen de ellas. Además, empuja el diafragma hacia arriba, comprimiendo así los pulmones, lo que puede dificultar la respiración.

Para compensar todo ese aumento de presión, el cuerpo reajusta su postura. La consecuencia es el dolor de espalda en todas sus variadas formas, cada una relacionada con la manera en que el cuerpo se realinea para afrontar los efectos del intestino dilatado en los diferentes órganos.

Yo mismo he sufrido terribles dolores de espalda en diferentes momentos en que estaba enfermo. Empecé visitando a especialistas y cirujanos, especialistas en medicina deportiva y fisioterapeutas. Me hicieron varias radiografías, una tomografía axial computarizada (TAC) y una resonancia magnética. No había indicios de hernia discal, una causa habitual del dolor de espalda y del nervio ciático, y tampoco detectaron ningún daño estructural significativo. Me recetaron relajantes musculares, antiinflamatorios y analgésicos. Aunque entonces los agradecí, no sirvieron de mucho a largo plazo, ni tampoco evitaron episodios recurrentes.

En una ocasión, en la India, padecí un episodio de dolor de espalda intenso. El quiropráctico de nuestro equipo me ayudó a ajustar la postura. También me sometí a curación con imposición de manos, incluyendo *reiki*, masaje de los tejidos profundos y *rolfing*. Intenté reforzar mi núcleo mediante yoga. Además, estudié las teorías del doctor John Sarno, según el cual el dolor de espalda se debe en gran parte a alteraciones emocionales reprimidas. Todas esas estrategias me ayudaron de una u otra manera, pero nunca estaba bien del todo. Hasta unos años después, cuando por fin puse en orden mi intestino. Fue entonces cuando establecí la conexión entre el dolor de espalda y la disfunción intestinal. Leer el trabajo del doctor Franz Xaver Mayr confirmó mis sospechas.

Millones de personas toman analgésicos y se someten a operaciones y a complicados programas de rehabilitación para tratar el dolor de espalda, causa de tanto sufrimiento y de bajas laborales prolongadas. Y resulta que reparar el intestino puede poner fin a numerosas causas del dolor de espalda. Un intestino sano equivale a una espalda sana.

Infertilidad

El cuerpo femenino requiere ciertas condiciones básicas para acoger un embarazo. En sí mismo, el embarazo sitúa a la mujer en un estado vulnerable. Una sensación general de seguridad, tanto a nivel individual como celular, y la abundancia de nutrientes son requisitos indispensables para la reproducción. Un toque de alerta en el GALT y en el segundo cerebro desencadenado por la disbiosis y un intestino permeable es suficiente para evitar que se produzca un embarazo. Crea una atmósfera interna que el cuerpo interpreta como poco segura para la gestación.

En la actualidad, millones de mujeres viven en un estado constante de estrés emocional y físico, además de manifestar una falta de nutrientes esenciales en el cuerpo. Una consecuencia de ese estado persistente de alarma es un nivel elevado de producción de cortisol, la hormona del estrés (ayuda al cuerpo a adaptarse al estrés). Cuando una hormona sube, otra baja para mantener la homeostasis, el equilibrio natural que el cuerpo intenta conseguir en todo momento. Las hormonas que mantienen los mecanismos de supervivencia inhiben a las hormonas que crean un entorno celular adecuado para la concepción y la gestación. La naturaleza lo diseñó así. Después de reparar el intestino, y de mantener su salud, el cuerpo femenino está en muchas mejores condiciones para que se produzca un embarazo.

Intolerancia al gluten

Pocas personas saben realmente cómo afecta el gluten a la salud. La lista de síndromes y enfermedades asociados con la intolerancia al gluten es interminable. Afecta a todos los sistemas del cuerpo: hematológico, reproductivo, neurológico, endocrino, hepático, reumatológico, encefalopático, dental y cutáneo.

El gluten se relaciona con el cáncer de boca, garganta, esófago, intestino delgado y nódulos linfáticos. También se asocia con la diabetes tipo 1 y con trastornos tiroideos, como la enfermedad de Hashimoto. Muchos pacientes consiguen normalizar su función tiroidea con sólo adoptar una dieta sin gluten.

La sensibilidad al gluten también se relaciona con otras enfermedades autoinmunes, como el síndrome de Sjörgens y la dermatitis herpetiforme. La pérdida del cabello (alopecia) es otra de sus manifestaciones, así como la depresión, las migrañas, la artritis, la fatiga, la osteoporosis y la anemia, por citar sólo unas cuantas.

Con tantas conexiones científicamente demostradas o de las que se sospecha que podrían estar relacionadas con numerosas enfermedades, resulta trágico que en lugar de eliminar el gluten de nuestras vidas continúe estando presente en casi todo lo que comemos.

El gluten es una proteína presente en cereales como el trigo, el centeno y la cebada. Su aspecto pegajoso, como de cola, y otras muchas propiedades hacen que resulte especialmente útil en la industria alimentaria, que lo utiliza como aglutinante, para aumentar el volumen, dar forma y textura, y como estabilizante. El gluten aglutina los jugos líquidos para crear productos que parecen alimentos con propósitos edulcorantes. Evita que los alimentos pierdan volumen y humedad. Ayuda a disolver las grasas emulsionándolas con los alimentos. Se añade a las bebidas para proporcionar «cuerpo». Conserva el agua hasta el doble de su peso, por lo que se añade a carnes y conservas para incrementar los beneficios por gramo. Además, se añade a los quesos «de imitación» para aportar elasticidad. Está presente en el glutamato monosódico. Proporciona brillo a las salchichas, incluidas las de frankfurt. Se halla presente en la malta utilizada para dar sabor y color a la mayoría de cereales. También se emplea en las fórmulas químicas de helados, mayonesas, harinas de maíz y café instantáneo. Y lo más importante es que forma parte de los productos que más nos gustan: pan, pizza, bolillos, rosquillas, tortitas, pasteles, panquecitos, pasta, panes dulces y galletas.

El gluten también se utiliza como excipiente en numerosos productos y suplementos farmacéuticos.

Resulta casi imposible evitar el gluten. Está en todas partes, y puede ser realmente dañino para el intestino. Para digerirlo, las células de la pared intestinal producen una enzima específica, la transglutaminasa. Ésta descompone el gluten en sus componentes más pequeños, los péptidos gliadina y glutenina. A continuación, las células de la pared intestinal absorben esos péptidos en la circulación. El GALT escanea sus superficies, como hace con todo lo que se absorbe, en busca de códigos de superficie amenazantes. Por razones que sólo la naturaleza entiende, la superficie del péptido glutenina no está codificada como amenazante, pero la gliadina sí en el caso de las personas con predisposición genética. Las células T del GALT median en la producción de anticuerpos antigliadina. Esos mismos anticuerpos, sin embargo, suelen atacar a la enzima transglutaminasa natural de la pared intestinal. Básicamente, provocan desgarros que hacen que las vellosidades y las microvellosidades (los «zarcillos» parecidos a dedos que se encuentran en el intestino delgado y maximizan la superficie de éste) encojan y queden dañadas. Así, el intestino delgado queda incapacitado por completo para absorber los nutrientes. En su expresión más severa, se trata de la enfermedad celíaca, que va acompañada de pérdida de peso, diarrea, hinchazón, dolor abdominal y falta de salud en general.

Esta manifestación severa es relativamente rara, pero por cada persona diagnosticada con la enfermedad celíaca se calcula que hay ocho cuyos síntomas son atípicos y, por tanto, mucho más difíciles de determinar. Los análisis de los datos demuestran que cuando por fin se realiza el diagnóstico, los afectados llevan sufriendo los síntomas una media de diez años.

La enfermedad celíaca y sus manifestaciones más leves y atípicas son el resultado de un mecanismo autoinmune que el GALT pone en marcha después de detectar la superficie de la gliadina. La glutenina también puede desencadenar una serie de reacciones que provocan la destrucción de la pared intestinal y la disfunción del intestino, pero no porque la superficie de la glutenina se identifique como amenazante. La glutenina estimula el sistema inmunológico para liberar interleucina 15 (IL-15), una de las armas más letales del sistema inmunológico que éste emplea en la detección y la eliminación de células cancerosas. La IL-15 devora la pared intestinal, lo que provoca anomalías en la absorción y la permeabilidad. Se trata de una propiedad química de la glutenina.

En la actualidad, la sensibilidad al gluten se considera una enfermedad autoinmune sistémica común. Los conocimientos sobre las diferentes manifestaciones de la enfermedad y los órganos a los que afecta están empezando a extenderse entre la comunidad médica gracias en gran parte al intenso trabajo del Instituto de Medicina Funcional. Evitar el gluten resulta especialmente importante durante los programas de reparación del intestino, aunque para muchas personas lo es siempre.

La lista de dolencias vinculadas a la disfunción intestinal «disfrazada» no acaba aquí; podría escribir un libro entero al respecto. La conexión entre la disfunción y la enfermedad crónica debería estar ya muy clara. Sin embargo, la salud del intestino sigue siendo ignorada cuando se barajan posibles tratamientos. El enfoque médico actual del cuidado de la salud a largo plazo es insostenible. Las enfermedades nos están ganando el pulso. No obstante, podemos cambiar la ecuación. Tenemos la posibilidad de restaurar el intestino y recuperar la salud cada día y a largo plazo. En los siguientes capítulos veremos detalladamente el programa Clean para el intestino, un camino nuevo y muy necesario para vivir sin enfermedades.

6

El programa Clean para el intestino

¿Por qué reparar el intestino?

Los trastornos gastrointestinales figuran entre las razones más comunes por las que se acude al médico. El rango de síntomas abarca desde los leves (hinchazón, calambres, gases, estreñimiento, distensión abdominal, malestar o digestión difícil) hasta efectos peligrosos como hemorragias, obstrucción, infección o inflamación severa. Los diferentes diagnósticos realizados en esos casos incluyen úlcera péptica, reflujo gastroesofágico, gastritis, diverticulitis, colecistitis, apendicitis, colitis ulcerosa, enfermedad de Crohn y SCI. Pero no se limitan a éstos.

Muchos de los síntomas que provocan esos trastornos del intestino se relacionan claramente con él, porque es donde se localizan. Sin embargo, como hemos descubierto, existen pruebas claras de que muchas otras enfermedades sin relación aparente con el intestino también tienen su origen en una disfunción intestinal (o les afecta en gran medida). Entre éstas, figuran el cáncer, las cardiopatías, los trastornos autoinmunes o dermatológicos, la depresión y las alergias, por citar sólo algunas. En mi consulta he experimentado de primera mano que empezar por una reparación del intestino puede resolver o mejorar drásticamente la mayoría de las enfermedades crónicas y de problemas agudos que afectan a la población actualmente.

En general, el punto más débil de nuestra biología es el intestino, razón por la que lo llamo el talón de Aquiles de nuestro cuerpo. Es la parte del cuerpo que más daños sufre a causa del estilo de vida antinatural que hemos creado. Puedes estar seguro de que si vives en una gran ciudad tendrás dañado el intestino en mayor o menor medida, lo que provoca cierto grado de disfunción intestinal y puede desembocar en un amplio espectro de síntomas y enfermedades. Aunque actualmente no tengas ningún síntoma, el daño intestinal de hoy alimenta las enfermedades del futuro.

Esa idea resulta fácil de entender si pensamos en la inflamación. La mayoría de las personas autodidactas en temas de salud son conscientes de que la inflamación puede pasar inadvertida y provocar enfermedades crónicas después de largas etapas de latencia. Algunos análisis de sangre, como el de la proteína C reactiva (PCR) o el de la velocidad de sedimentación globular (VSG), pueden detectar la inflamación antes de que se noten los síntomas. Incluso los médicos alopáticos occidentales más tradicionales, que por fin están entendiendo los riesgos de la inflamación, han empezado a pedir estas analíticas de manera rutinaria. No obstante, eso no significa que sepan qué hacer con los resultados. La mayoría de los médicos que conozco trata la inflamación como una enfermedad en sí misma y utiliza todo tipo de armas antiinflamatorias, desde aceites de pescado naturales hasta drogas sintéticas como las estatinas. Todavía considera que esas medidas son «preventivas», ya que la inflamación precede a una enfermedad crónica.

Sin embargo, ese enfoque sigue siendo erróneo. Si nos centrásemos en la reparación del intestino, resolveríamos la inflamación sistémica desde su origen. Por ese motivo, la reparación periódica del intestino es la mejor medicina preventiva que existe. Creo firmemente que ha evitado problemas a muchos de mis pacientes, incluso hasta el punto de ralentizar el inevitable proceso de envejecimiento.

Cada vez que conozco a alguien que goza de una salud estupenda durante largos períodos de tiempo, le hago muchas preguntas. De manera intencionada o no, descubro que ha incorporado prácticas y principios de reparación del intestino en su estilo de vida. Aquí te ofrezco la ruta hacia la longevidad y una salud de hierro. El programa Clean para el intestino es tu boleto para un viaje sin enfermedades y en primera clase.

Resumen del programa Clean para el intestino

En la primera fase del programa, tomarás un desayuno líquido y disfrutarás de comidas y cenas deliciosas de la dieta Clean para el intestino durante veintiún días. Además, tomarás los suplementos recomendados y practicarás actividades específicas que potenciarán el proceso de reparación del intestino.

Después del proceso de reparación, en la fase dos del programa, reintroducirás alimentos en tu dieta a lo largo de una semana. Esta fase te permitirá identificar los alimentos que no favorecen la salud del intestino a largo plazo. Además, crearás tu propia dieta en función de tus necesidades y tu estilo de vida.

Fase uno: reparación del intestino (veintiún días)

Los cuatro pilares de la reparación del intestino

El programa Clean se basa en los cuatro pilares de la reparación del intestino según la medicina funcional: eliminar, reponer, reinocular y reparar.

ELIMINAR

Este aspecto del programa trata sobre la eliminación de todo aquello que representa un obstáculo para el funcionamiento óptimo de nuestro intestino. Puede tratarse de organismos tóxicos (virus, bacterias, hongos o parásitos, por ejemplo). O de moléculas tóxicas, la mayoría de las cuales proceden de lo que comemos y bebemos (conservantes, aditivos, hormonas, antibióticos, metales pesados y cloro, por citar sólo unas cuantas).

Incluso los alimentos sin moléculas tóxicas pueden desencadenar reacciones tóxicas en el intestino: por ejemplo, los lácteos, el gluten y los cereales, entre muchos otros. Una de las maneras en que la alimentación afecta al cuerpo de manera negativa se produce a través de las reacciones alérgicas. Cada vez más personas son conscientes de los efectos alergénicos potenciales de la comida, y cada vez son más los médicos que solicitan el test de provocación en la sangre y en la piel para detectar alergias alimentarias. Las pruebas de sangre miden las inmunoglobulinas (anticuerpos) frente a diferentes tipos de alimentos. La comida no sólo afecta al cuerpo activando reacciones de tipo alérgico, sino que también puede activar otros mecanismos (por ejemplo, respuestas autoinmunes), o crear condiciones adversas como acidez, formación de mucosidad, hinchazón o estreñimiento.

El programa Clean pretende eliminar de una pasada todos los alimentos que impiden o retrasan la reparación del intestino, incluyendo algunos que alimentan a los organismos tóxicos (que también es preciso eliminar). Las condiciones creadas por el programa Clean para el intestino (y los suplementos del programa) eliminan muchos de los organismos más comunes que provocan disbiosis, incluyendo las bacterias dañinas, los niveles bajos y moderados de hongos, e incluso algunas invasiones leves de virus y parásitos (en la página 118, en la sección «El espectro de intensidad del progra-

101

ma Clean para el intestino», encontrarás una lista de enfermedades que el programa no elimina por completo). Dado que una inmensa mayoría de organismos invasores se organizan en biopelículas protectoras, el programa Clean también está diseñado para disolverlas, un requisito fundamental para corregir la disbiosis en muchos casos (en las páginas 140-141 encontrarás una lista de suplementos diarios y de suplementos específicos para el intestino que cumplen esa función). Existen otros factores que van más allá del contenido del tubo digestivo y que el programa Clean no trata específicamente, pero que merecen nuestra atención: por ejemplo, evitar las situaciones estresantes y las relaciones tóxicas, e incluso eliminar los sentimientos y los pensamientos negativos. Además, reducir la exposición a los químicos tóxicos del agua es un importante pilar de la eliminación. El agua del grifo en la mayoría de ciudades está cargada de químicos tóxicos, desde cloro y fluoruro hasta todo tipo de medicamentos y restos de papel higiénico. Una de las cosas más importantes que podemos hacer por nuestra salud a largo plazo es filtrar el agua que utilizamos en casa, y especialmente en la cocina. Tengo la suerte de haber conocido a William Wendling, que continuamente me enseña cosas sobre la filtración del agua. Es una fuente de información y de herramientas. Puedes ver su trabajo en <www.oxygenozone.com>.

REPONER

El programa Clean para el intestino repone valiosos nutrientes: magnesio y otros minerales, vitaminas, proteínas y grasas beneficiosas, fibra y carbohidratos complejos, entre otros. El programa crea en el intestino las condiciones que permiten absorber mejor esos nutrientes. Las recetas y los suplementos están pensados para inundar el cuerpo de todos los nutrientes que necesita para funcionar al máximo, en especial enzimas digestivas como proteasas, lipasas, amilasas y celulasas, que favorecen el proceso de reparación del intestino.

REINOCULAR

Eliminar los organismos «malos» del intestino es sólo la mitad de la batalla. Además, tenemos que replantar y alimentar la flora intestinal, las bacterias buenas del cuerpo. Y eso se consigue con los probióticos y los prebióticos incluidos en el programa. Entre las especies más beneficiosas de bacterias buenas figuran *Lactobacillus acidophilus*, *Lactobacillus thermophilus*, *Lactobacillus bulgaricus*, *Lactobacillus casei*, *Saccharomyces boulardii* y *Bifidobacterium longum*, aunque existen muchas otras. El programa incluye numerosas especies de bacterias beneficiosas, y todas ellas cuentan con una cantidad suficiente de organismos beneficiosos para maximizar las posibilidades de una colonización resistente de bacterias buenas en el intestino.

REPARAR

La mucosa intestinal, las células que forman la pared intestinal, necesita una reparación arquitectónica. Su división y crecimiento (y el hermetismo de las uniones con las células vecinas para reparar el intestino permeable y la hiperpermeabilidad) necesitan determinadas condiciones y nutrientes esenciales que el programa Clean crea y proporciona.

Durante las dos semanas pasadas, todos los miembros de mi familia han estado enfermos, con fiebre, dolor de garganta y congestión nasal. El martes por la tarde, yo tenía fiebre, escalofríos y las glándulas inflamadas. Estaba segura de que el virus había acabado afectándome a mí también. El miércoles por la mañana, al levantarme, no me sentía al cien por cien, pero tampoco tan mal como la noche anterior. Tenía unas ojeras enormes y un poco de presión en los senos nasales, pero no le di demasiada importancia. Y hoy... ¡absolutamente nada! Ni ojeras, ni presión, ni fiebre, ni glándulas inflamadas. Además, la gente me decía que tenía muy buen aspecto. ¡Antes del programa Clean para el intestino me hubiese sido imposible librarme de este virus!

HOLLY

La dieta Clean para el intestino

La dieta Clean consiste en tomar alimentos de fácil digestión, bajos en azúcar, y evitar los que provocan disfunción intestinal. He incluido una lista de principios básicos que seguirás durante el programa, una guía rápida que te explica las categorías básicas de alimentos que debes consumir o evitar, y una lista completa de productos para seguir la dieta.

PRINCIPIOS BÁSICOS

La regla 80-20 es una manera sencilla de recordarte qué alimentos debes tomar y en qué proporción.

- Llena el 80% de tu plato de verduras y hortalizas (crudas, al vapor, al horno o hervidas) y el 20% de proteínas y grasas buenas (carne, pescado, aguacate, etc.). No es necesario contar calorías. Se trata de un proceso visual; basta con que mires tu plato y ocupes el 80% con verduras y el 20% restante con proteínas y grasas buenas.
- Deja de comer cuando estés lleno al 80%. Tu digestión será más fácil. La absorción y la digestión son tan importantes como los alimentos que ingieres. Te llevará un tiempo dominar esta técnica, pero el hecho de prestarle atención durante el programa te ayudará a incorporarla a tu práctica diaria.

COMBINA CON INTELIGENCIA

Para una mejor digestión, sigue estas normas básicas cuando combines alimentos:

- Verduras y hortalizas con proteínas animales (pescado, carne, huevos).
- Verduras y hortalizas con proteínas vegetales (legumbres).

No combines proteínas animales y vegetales (por ejemplo, pollo con quinoa; toma pollo con verduras o quinoa con verduras).

GUÍA RÁPIDA*

Aquí tienes una visión general de los productos que comerás y que evitarás durante el programa. Algunos alimentos, como frijoles, habas y determinadas frutas, se excluyen porque son difíciles de digerir o ricos en azúcar, pero forman parte de la mayoría de las dietas sanas. Cuando termines el programa Clean para el intestino, no dudes en reintroducirlos en tu dieta habitual.

CONSUME	NO CONSUMAS
Verduras y hortalizas frescas	Gluten
Lentejas, quinoa[1]	Lácteos
Pescados de origen salvaje	Azúcares procesados
Carne de animales alimentados ecológicamente	Alcohol
	Cafeína
Huevos orgánicos o de granja	Legumbres
Productos fermentados (kimchi, chucrut)	Arroz
Frutos secos, semillas y mantequilla de frutos secos[2]	Soya
	Papas
Aguacate	Maíz
Coco	Casi todas las frutas
Fresas, frambuesas, moras y arándanos frescos y congelados	

1. Con moderación, sólo como guarnición una vez al día.
2. Frutos secos con moderación, sólo un puñado al día.

* La dieta Clean para el intestino surge de la dieta de eliminación de *El método Clean*. No obstante, he introducido cambios significativos para maximizar la reparación del intestino.

LISTA DE ALIMENTOS DE LA DIETA CLEAN PARA EL INTESTINO

CONSUME

Verduras: hortalizas enteras (brócoli, coliflor, acelgas, etc.), crudas, al vapor, salteadas, licuadas o asadas; todas las hojas verdes; calabaza; tomates; algas.

Frutas: sólo fresas, frambuesas, moras y arándanos frescos y congelados, limón y lima.

Sustitutos lácteos y huevos: huevos; leche de cáñamo y de frutos secos (almendras, avellanas, nueces, etc.); leche de coco, aceite o mantequilla de coco.

Granos: quinoa (con moderación).

Carnes y pescados: pescado de aguas frías fresco o al natural (trucha, salmón, mero, atún, caballa, sardinas, lucio, arenques, etc.); caza silvestre (conejo, faisán, venado, etc.), cordero, pato, pollo y pavo orgánicos, pequeñas cantidades de res alimentada de pastizales.

Proteínas vegetales: chícharos, lentejas, polen de abeja, espirulina, algas verdiazules.

Frutos secos y semillas: la mayoría de los frutos secos y semillas; semillas de cáñamo y girasol; almendras, nueces, nueces de castilla, nueces de la India, pistachos, nueces de macadamia y de Brasil; mantequilla de frutos secos y semillas (almendras, *tahina*, etc.).

Grasas y aceites: aguacate y coco; aceites de oliva extra virgen, lino, cártamo, sésamo, almendra, girasol, nueces, calabaza y coco.

Bebidas: agua filtrada, con gas y mineral; té verde, blanco y herbal; yerba mate; agua de coco y jugos verdes.

Edulcorantes: stevia, xilitol y Lakanto.

Condimentos: vinagre, todas las especias, todas las hierbas, sal de mar, pimienta negra, algarroba, chocolate puro (sin leche ni azúcar), mostaza en polvo, *miso* (alimento fermentado a base de soja), aminos líquidos de coco, *tamari* sin trigo, *nama shoyu*.

NO CONSUMAS

Verduras: maíz, remolacha, papas, camote, yuca y verduras en puré.

Frutas: todas las frutas y jugos de frutas, excepto fresas, frambuesas, moras y arándanos.

Lácteos: leche, queso, requesón, nata, yogur, mantequilla, helados y sustitutos de leche en polvo.

Granos: arroz, trigo, mijo, amaranto, alforfón, cebada, espelta, trigo *kamut*, centeno, *triticale* y avena (incluso sin gluten).

Carnes y pescados: carnes industriales, embutidos, carnes en conserva y salchichas de frankfurt.

Proteínas vegetales: todos los productos de la soya, incluyendo la salsa y el aceite en alimentos procesados.

Frutos secos y semillas: cacahuetes y mantequilla de cacahuete.

Grasas y aceites: mantequilla, margarina, manteca, aceites procesados, aceite de canola, aderezos para ensaladas, mayonesa, untables.

Bebidas: alcohol, café, bebidas con cafeína, gaseosa, refrescos y jugos de frutas.

Edulcorantes: azúcar refinado, azúcares blanco y moreno, jarabe de maple, jarabe de maíz, jugo de caña de azúcar evaporado, edulcorantes comerciales, jugos concentrados, jarabe de agave, miel.

Condimentos: chocolate (con leche y azúcar), kétchup, *chutney*, salsa de soya tradicional, barbiquiu, salsa *teriyaki*.

Para ver cómo sería un día de dieta Clean, visita <cleangut.com>.

Suplementos recomendados

Los suplementos son indispensables en el programa Clean para el intestino. Resultan esenciales para todos los aspectos del proceso de eliminar, reponer, reinocular y reparar.

Aquí tienes una lista de los suplementos que necesitarás para realizar el programa. Están disponibles en línea y en establecimientos de productos naturales.

Visita <cleangut.com> para consultar los suplementos recomendados.

ANTIMICROBIANO HERBAL
(Una ración recomendada, dos veces al día)
Preferiblemente, una fórmula con berberina (por ejemplo, berberina HCL 400 miligramos o sulfato de berberina 400 miligramos).

SACCHAROMYCES BOULARDII
(Una ración recomendada, dos veces al día)
Un mínimo de cinco mil millones de organismos vivos por ración.

PROBIÓTICO MULTICEPA
(50,000 millones de bacterias, dos veces al día)
Lo mejor es comprar el probiótico en la tienda más cercana. Elige uno que incluya la cepa *Lactobacillus acidophilus* y otras como *Bifidobacterium longum*, *Lactobacillus rhamnosus*, *Bifidobacterium bifidum*.

MAGNESIO
(250 mg, a partir de citrato o glicinato, dos veces al día)
Encontrarás este suplemento en cápsulas o en polvo.

ENZIMAS DIGESTIVAS MÚLTIPLES
(Una ración recomendada, tres veces al día)
Producto que contiene múltiples enzimas digestivas, como proteasa, amilasa y lipasa.

SUPLEMENTO QUE DISUELVE LA BIOPELÍCULA, COMO MONOLAURINA
(600 mg por ración, dos veces al día)
La monolaurina es un potente disolvente antibiopelícula y antimicrobiano; se prepara con el ácido láurico concentrado presente en el coco. Se vende en cápsulas.

COMPLEJO DE VITAMINAS B CON B_{12}, B_6, B_5 Y OTRAS
(Las dosis mínimas por ración son 500 mcg de B_{12}, 50 mg de B_6 y 100 mg de B_5, tres veces al día)
Un complejo de vitaminas B de calidad ayuda a equilibrar el estado de ánimo y a mejorar los niveles de energía y los sistemas nervioso e inmunológico.

LISTA DE SUPLEMENTOS	¿COMPRADO?
Antimicrobiano herbal	_____
Saccharomyces boulardii	_____
Probiótico multicepa	_____
Magnesio	_____
Enzimas digestivas múltiples	_____
Monolaurina	_____
Complejo de vitaminas B	_____

Visita <cleangut.com> para consultar las marcas que recomiendo.

Protocolo diario del programa Clean para el intestino

Éste es el protocolo básico que hay que seguir durante todo el programa.

AL LEVANTARTE
Un vaso de agua con medio limón exprimido.

DESAYUNO
Un batido verde con suplementos. En «Recetas» (página 159) encontrarás los batidos; cualquiera sirve para desayunar. Lo ideal sería que vayas alternando, pero todos te aportarán beneficios (incluso si tomas el mismo todos los días).

Suplementos:

- antimicrobiano herbal,
- *Saccharomyces boulardii*,
- probiótico multicepa,
- enzimas digestivas múltiples,
- monolaurina,
- complejo de vitaminas B.

COMIDA
Una comida de la dieta Clean (página 100-102).

Suplementos:

- enzimas digestivas múltiples,
- complejo de vitaminas B.

CENA

Una comida de la sección de «Recetas» (página 159) compuesta por un entrante a base de ensalada, más suplementos. Después de la cena, un paseo de diez minutos. Un paseo, aunque sea muy corto, favorece la digestión, facilita las deposiciones, reduce el estrés y proporciona un momento para reflexionar sobre la jornada.

Suplementos:

- antimicrobiano herbal,
- *Saccharomyces boulardii,*
- probiótico multicepa,
- enzimas digestivas múltiples,
- monolaurina,
- complejo de vitaminas B.

ANTES DE ACOSTARTE
- magnesio.

En los últimos días he notado algo sorprendente. Padezco un trastorno por déficit de atención (TDA) bastante severo. Uno de los síntomas es un alto grado de ansiedad y una mente muy dispersa. Casi siempre estoy acompañada de algún tipo de estímulo: la tele, un libro, navegar por Internet, jugar al solitario en la computadora... La distracción del estímulo calma la ansiedad. Pero en los últimos días he notado que empiezo a preferir el silencio. No enciendo la tele ni pongo música. Me concentro más. Me siento más presente cuando estoy con mi hijo. Tengo muchos amigos que creen que esta manera de comer es privativa, como un castigo. Si comer de esta manera mejora mi piel, me da energía, me permite dormir profundamente, librarme de la ansiedad y tener la mente despejada, diría que el esfuerzo bien merece la pena.

ANITA

Fase dos: reintroducción (siete días)

El proceso de reintroducción es la siguiente etapa del programa Clean para el intestino (días 22 a 28). Mientras continúas con la dieta Clean, reintroduce el gluten y los lácteos a lo largo de una semana. El objetivo del proceso consiste en identificar tus detonantes tóxicos. Los detonantes tóxicos son aquellos alimentos que provocan inflamación, acidez, irritación o indigestión. Además, pueden provocar reacciones y sensibilidades alimentarias, que no son de naturaleza alérgica, pero resultan negativas de todos modos. Sin darte cuenta, es probable que consumieses algunos detonantes tóxicos antes de empezar el programa de reparación del intestino.

El objetivo de la etapa de prueba de siete días consiste en descubrir tus detonantes tóxicos específicos. Si te limitas a retomar tu dieta habitual inmediatamente después del programa, sin descubrir cuáles son, es posible que te sientas mal sin saber por qué.

Antes de empezar, veamos con detalle varios tipos de detonantes tóxicos.

Detonantes tóxicos

Los detonantes tóxicos son alimentos que a pesar de tener un sabor estupendo, casi siempre sientan muy mal. Pueden provocar cambios de humor, indigestión, hinchazón y fatiga. Además, son capaces de desencadenar una respuesta autoinmune. Fomentan la proliferación de organismos perjudiciales dentro del intestino. Los detonantes tóxicos más comunes son el gluten, los lácteos, los azúcares procesados, la cafeína y el alcohol. Conocer bien cuáles son tus detonantes tóxicos mejorará tu salud y te ayudará a evitar que tus estados de ánimo, tu peso y tu nivel de energía suban y bajen como un yoyo.

Durante el proceso de reintroducción, te centrarás en los dos detonantes tóxicos más comunes: el gluten y los lácteos.

No me cansaré de insistir en la importancia de identificar tus detonantes tóxicos. Conocerlos realmente es la base de un intestino y de una vida limpios para siempre.

Empezar

Empezar el proceso de reintroducción es sencillo. Ahora que has terminado el programa de reparación del intestino, comenzarás a tomar tres comidas sólidas al día de la dieta Clean. En la próxima semana reintroducirás el gluten y los lácteos para averiguar cómo te afectan. Entender tu relación con esos productos es una de las mejores cosas que puedes hacer para mejorar tu salud a largo plazo.

Me siento realmente bien con el programa para el intestino. Con curiosidad por ver cómo continúo después de treinta días. Quiero seguir siendo vegana y prescindiendo del gluten. Me siento realmente estupenda. La primera semana fue de ajuste, pero ahora siento que mi cuerpo y mi mente realmente fluyen con el programa. ¡La experiencia ha sido sensacional! He disfrutado de verdad con el programa. Empecé a introducir alimentos de la lista «No consumas», e inmediatamente noté la diferencia. Deseo proseguir con el programa.

DALILA

El proceso de reintroducción

Este proceso dura siete días.

Día 22	Gluten
Día 23	Gluten
Día 24	Sólo dieta Clean
Día 25	Sólo dieta Clean
Día 26	Lácteos
Día 27	Lácteos
Día 28	Reflexión

PASO UNO: REINTRODUCIR EL GLUTEN

Los dos primeros días de la semana de reintroducción reincorporarás el gluten en tu dieta. Toma gluten dos o tres veces al día y analiza cómo te sientes durante las cuarenta y ocho horas siguientes. Continuarás con las comidas de la dieta Clean, la única diferencia es que añadirás gluten gradualmente para determinar si es uno de tus detonantes tóxicos.

Reintroducir el gluten es sencillo. Prueba a añadir pan al desayuno y un poco de pasta en la comida o la cena. No incluyas lácteos ni ninguno del resto de productos excluidos. Se trata de aislar un alimento excluido cada vez para determinar si es uno de tus detonantes tóxicos. Un cuenco de cereales, por ejemplo, no sería la mejor opción porque incluye un lácteo y trigo. Si tomas cereales por la mañana y notas que no te sientan bien, no quedará claro si el detonante tóxico es la leche o el trigo.

Karen acabó la fase inicial de reparación del programa Clean para el intestino y se sentía estupendamente. Había perdido tres kilos y dormía mejor que nunca. Tenía la sensación de que percibía todo con mayor claridad. Su piel lucía radiante.

Y entonces pasó a la fase de reintroducción. Karen siempre pensó que no tenía ningún problema con el trigo, especialmente con el integral, pero se sorprendió al comprobar que el gluten no le caía bien. Experimentó una reacción muy potente cuando reintrodujo el pan integral y la pasta en su dieta. Anotó en su diario de alimentación que se sentía hinchada y estreñida, y que tenía cambios de humor. En ocasiones incluso se sentía irritable y de mal humor. Aunque Karen no disfrutó con el proceso, se sintió aliviada al saber que el trigo era uno de sus detonantes tóxicos. La verdadera cuestión era qué hacer con esa información.

Dado que la reacción al gluten de Karen era tan intensa, decidió eliminarlo casi por completo de su dieta. Mejoró la calidad de algunos productos y empezó a utilizar algunos nuevos. En lugar de comer pasta normal dos veces por semana, por ejemplo, optó por pasta sin gluten elaborada con arroz integral. En lugar de tomar pan con la sopa o una tostada por la mañana, decidió disfrutar de una ensalada como acompañamiento y de una tortilla más grande para desayunar. Consultó blogs de recetas sin gluten y echó mano de su creatividad para no aburrirse con las comidas. Aunque consumió gluten un par de veces durante los meses siguientes, sobre todo en eventos sociales, más tarde pudo identificar cómo le afectaba, porque volvía a notar los síntomas.

La reacción de Karen a los lácteos fue un poco más leve. Después de reintroducirlos en su dieta, notó que la única reacción que experimentaba era una congestión sin importancia. Tras acabar el proceso de reintroducción, tomó la decisión de reducir su consumo. Y cuando los tomaba, intentaba que fuesen sin hormonas y orgánicos. De vez en cuando, cuando no se sentía bien al cien por cien, eliminaba los lácteos completamente durante unos días para asegurarse de que no reaccionaba a ellos.

Aunque el proceso supuso un gran cambio para Karen al principio, se decidió a llevarlo a cabo día a día porque nunca se había sentido mejor que durante el programa Clean para el intestino y deseaba mantener esos resultados en la medida de lo posible.

PASO DOS: ESCRIBE UN DIARIO

Utiliza un diario para anotar todas tus posibles reacciones al gluten: por ejemplo, hinchazón, irritaciones dérmicas, mente lenta o estreñimiento. No todo el mundo reacciona al gluten de la misma manera. Algunas personas notan sus efectos inmediatamente; otras los perciben al día siguiente. Por eso es importante probar el gluten durante dos días.

Las siguientes preguntas te servirán de guía.

- ¿Ocurre algo inmediatamente después de comer gluten, como, por ejemplo, secreción nasal o mucosidad en la garganta (típico de la leche), fatiga, hinchazón o dolor de cabeza (típico del trigo)?
- ¿Cómo es tu nivel de energía? Un plato de pasta por la noche, por ejemplo, podría hacer que te sientas cansado inmediatamente después de comerlo o al levantarte a la mañana siguiente.
- ¿Cómo son tus deposiciones al día siguiente de comer gluten? ¿Tan frecuentes y tan «fáciles» como durante el programa Clean?
- ¿Has dormido mal? ¿Has tenido sueños intensos o pesadillas? ¿Te has despertado en plena noche?

115

- ¿Cómo te sientes emocionalmente al día siguiente? ¿Enfadado, malhumorado, irritable?

PASO TRES: COMIDAS DE LA DIETA CLEAN PARA EL INTESTINO

Después de reintroducir el gluten (y de documentar los efectos que te produce), vuelve a tomar tres comidas al día de la dieta Clean durante las cuarenta y ocho horas siguientes. Regresar a la dieta Clean te prepara para probar el siguiente posible detonante tóxico: los lácteos. Tómate esos dos días como una limpieza del paladar, como oler granos de café entre muestras de diferentes fragancias.

PASO CUATRO: REINTRODUCIR LOS LÁCTEOS

Durante los dos días siguientes reintroducirás los lácteos en tu dieta. Toma lácteos dos o tres veces al día durante dos días, y después anota lo que ocurre en las siguientes cuarenta y ocho horas. Seguirás tomando las comidas de la dieta Clean; la única diferencia es que añadirás lácteos para comprobar si forman parte de tus detonantes tóxicos. Prueba a tomar un vaso de leche por la mañana, por ejemplo, y unas rebanaditas de queso en la comida o en la cena. Actualmente, los lácteos forman parte de muchos alimentos. Es importante evitar combinarlos con otros alimentos excluidos: cereales, helado o productos horneados, que contienen azúcares procesados, gluten y conservantes (entre otros ingredientes excluidos). Si tomas helado, por ejemplo, y experimentas una reacción, no sabrás qué ingrediente excluido te la ha provocado.

PASO CINCO: REVISA TU DIARIO

Ahora que has probado tu reacción al gluten y a los lácteos, revisa tu diario. Tu objetivo consiste en averiguar si el gluten y/o los lácteos son tus detonantes tóxicos. Para ello tienes que analizar el grado de tu reacción a cada uno de ellos.

Veamos las reacciones que podrías haber experimentado durante los días previos:

- *Sin reacción*: «Me sentía bien. No noté ningún cambio de humor. Me sentía con energía y despierto».
- *Reacción leve*: «Me sentía hinchado y con gases, cansado, deshidratado, con picores, incómodo. No dormía bien. No tenía la mente despejada».
- *Reacción severa*: «Me sentía enfermo. Desarrollé mucha mucosidad. Tenía un fuerte dolor de cabeza. Me daban sofocos. Tuve estreñimiento. Me salió un sarpullido. Tuve problemas para dormir. Sentí los síntomas de un resfriado o de la gripe. Tuve diarrea. Me puse de muy mal humor».

Revisa tu diario. ¿Qué tipos de reacciones tuviste al gluten o a los lácteos? Si fue una reacción leve o severa a uno o ambos, es muy probable que sean detonantes tóxicos para ti. Descubrir que el gluten o los lácteos son un detonante tóxico es estupendo. Antes de terminar el programa Clean para el intestino, esos alimentos te afectaban sin que tú lo supieses. Eso ya no volverá a ocurrir.

Y ahora, ¿qué? ¿Qué haces una vez que tienes claro que el gluten o los lácteos son detonantes tóxicos? Es el momento de crear un plan de acción.

PASO SEIS: ELIMINAR Y ALTERNAR

La elaboración de un plan de acción empieza cuando decides que tienes que eliminar o alternar tus detonantes tóxicos. Veamos las dos opciones.

- *Eliminar*: Si tienes una reacción negativa intensa a un detonante tóxico, tu cuerpo te está diciendo que es importante que elimines ese alimento de tu dieta por completo durante un tiempo. Renunciar a tus alimentos favoritos puede ser muy difícil, pero los beneficios a largo plazo son muy superiores a la gratificación instantánea que obtienes cuando los consumes. Muchas personas siguen ganando en salud con sólo eliminar sus detonantes tóxicos.

- *Alternar*: Si tu reacción a un detonante tóxico es leve pero la percibes, tal vez no sea necesario que elimines el alimento para siempre. No obstante, te beneficiarás considerablemente si reduces tu exposición. Alterna los alimentos de manera que no tomes más de una vez por semana los que no te sientan bien.

Antes del programa, tenía retención de líquidos y los ojos llorosos a menudo, pero al tercer día de empezar dejé de mostrar esos síntomas. Noto que se ha reforzado mi sistema inmunológico, y ya no me resfrío tanto. Mi concentración y mi estado de ánimo también han mejorado. Aunque no tengo sobrepeso, perdí los dos kilos que había ganado en el último año. ¡Una gran experiencia!

TIFFANY

Reintroducción avanzada: después del gluten y los lácteos

Durante el proceso de reintroducción de siete días, nos centramos en el gluten y los lácteos, los dos detonantes tóxicos más comunes. Sin embargo, no son los únicos. Si quieres explorar otros detonantes tóxicos potenciales, o si ya tienes clara tu relación con el gluten y los lácteos, empieza a probar los alimentos que te indico a continuación. Sigue el mismo proceso: toma el detonante tóxico potencial dos o tres veces al día durante dos días. Después, haz una pausa de dos días para continuar con un nuevo alimento.

Como habrás descubierto con el programa, resulta muy importante qué tipos de alimentos tomas. Tus elecciones con la comida suponen la diferencia entre sentirse vivo, con energía, o cansado y enfermo. Aunque este proceso requiere su tiempo, constituye una de las maneras más reveladoras y baratas de determinar qué alimentos favorecen tu salud a largo plazo.

Aquí tienes la lista de los detonantes tóxicos más comunes:

- maíz,
- huevos,
- soya,
- carnes rojas,
- solanáceas (papas, tomates, pimientos, berenjenas).

Los tres grandes: azúcares procesados, cafeína y alcohol

A los azúcares procesados, la cafeína y el alcohol los llamo «los tres grandes». Son detonantes tóxicos, pero distintos al gluten y a los lácteos. Éstos se consideran alimentos sanos; en cambio, nadie nos animaría a consumir más de los tres grandes para tener más salud. A pesar de todo, la mayoría de nosotros los consumimos o los consumiremos en el futuro. Por tanto, es importante entender nuestra relación con ellos.

Eliminar la dependencia

Mucha gente desarrolla dependencia a los azúcares procesados, la cafeína y el alcohol. La dependencia puede ser física y psicológica. Es la sensación de que tenemos que tomarlos y de sentirnos apagados cuando no lo hacemos. Eliminar la dependencia nos permitirá disfrutar de esas sustancias de vez en cuando sin consecuencias significativas para nuestra salud. Enfoco la dependencia de los tres grandes de dos maneras: prescindir y dosificar.

PRESCINDIR

Necesitamos consumir alimentos sanos todos los días. Cuando no lo hacemos, sentimos ansiedad o nos ponemos irritables. Es entonces cuando se producen los antojos. Y es la razón por la que la mayoría de las dietas fallan. Las dietas se centran en comer menos y no tanto en incorporar alimentos sanos. Cuando te centras en incluir abundantes alimentos integrales, apetitosos y ricos en nutrientes, acabas por prescindir de la comida chatarra.

Por ejemplo, si quieres reducir los antojos de azúcares procesados, tienes que consumir suficientes alimentos bajos en azúcar a lo largo del día. Si no lo haces, el «antojo» aparece como de la nada, especialmente si estás cansado. Es mejor no depender únicamente de la fuerza de voluntad para combatirlo. Prescindir de la comida chatarra es una de las herramientas más sencillas para impulsar tu fuerza de voluntad y eliminar la dependencia.

¡Me siento fantástica! Para mí, reducir el azúcar supuso un cambio enorme. Ahora entiendo realmente cómo afectan los alimentos a mi estado, y no necesito tanta comida como pienso. Durante el programa tenía mucha más energía, y sentí la libertad de no depender del alcohol, la cafeína y el azúcar. Además, perdí algo más de dos kilos; ahora tengo un índice de masa corporal «normal». ¡Gracias por ofrecer este programa!

ESTHER

DOSIFICAR

Significa eliminar algo de tu dieta durante un tiempo. Esto te permite percibir los verdaderos efectos del producto que estés probando. El proceso de reintroducción es un ejemplo de dosificación que tiene lugar al final del programa Clean para el intestino.

Si quieres seguir sin dependencia de los tres grandes, es importante descansar de ellos. Dosifica el café, el azúcar y el alcohol. Puede ser durante una semana o un mes; lo que importa es que descanses de ellos para recordarte a ti mismo sus verdaderos efectos cuando vuelvas a consumirlos.

Veamos un sencillo ejemplo: durante el programa Clean, has eliminado el alcohol durante tres semanas. Ahora tu cuerpo es capaz de darte una respuesta fiable sobre los verdaderos efectos del alcohol en tu sistema. La intención es reproducir ese efecto dosificando el alcohol durante el año, no sólo durante el programa Clean. Si no descansas de vez en cuando, olvidarás fácilmente las consecuencias que tiene sobre tu salud. Tendrás que dosificar repetidas veces para recordarte cómo te afectan realmente esos productos. Cuando tengas claros los efectos de un alimento y te los recuerdes con cierta frecuencia, aprenderás qué cantidades de los tres grandes puede tolerar tu sistema y cómo disfrutar de ellos sin consecuencias negativas para tu salud.

Visión general

No es necesario que seas un purista el resto de tu vida si disfrutas con los azúcares, la cafeína y el alcohol. Tómalos y disfrútalos con plena conciencia de cada bocado o cada sorbo. No hay nada peor para la digestión que el sentimiento de culpa. Lo más importante es que percibas la intensa conexión entre lo que comes y cómo te sientes. Tómate tu tiempo para explorar ese proceso. Tu relación con la comida no ha surgido de la noche a la mañana, y tampoco puedes cambiarla por completo de un día para otro.

Existen miles de teorías sobre la dieta, el estilo de vida y el manejo del estrés. Además, parece que todo el mundo tiene opinión sobre cómo deberíamos vivir y qué deberíamos comer. Sin embargo, nada es más fiable que la experiencia de primera mano. Completar el proceso de reintroducción te capacita para escuchar a tu cuerpo y tomar tus propias decisiones sobre qué alimentos te sientan mejor.

El espectro de intensidad del programa Clean para el intestino

Dependiendo del grado de disfunción intestinal, la reparación de tu intestino exigirá un grado de intensidad específico. El programa Clean para el intestino trata los problemas que acaban creando disbiosis e hiperpermeabilidad de leves a moderadas. La inmensa mayoría de las personas encaja en una de esas dos categorías. Los casos más severos requieren medidas y herramientas que no se incluyen en este programa.

La severidad de la disfunción intestinal varía por cuatro razones:

1. Los organismos tóxicos presentes podrían estar fuera del alcance del programa Clean. Entre esos organismos figuran crecimiento severo de hongos, parásitos, virus y determinadas bacterias dañinas, como salmonela, *Escherichia coli (E. coli)* o *Clostridium difficile (C. difficile)*.
2. Otras influencias pueden provocar casos severos de intestino permeable, como la toxicidad por metales pesados o la inflamación autoinmune, incluyendo la enfermedad de Crohn y la colitis ulcerosa, que dificultan la regeneración de las células de la pared intestinal.
3. Las obstrucciones mecánicas pueden interferir (por ejemplo, los estrangulamientos, las cicatrices o un colon afectado y dilatado).
4. Podría darse diverticulitis con bolsas de infección.

De esas cuatro razones, sólo las dos últimas requieren atención médica inmediata y cirugía. Los antibióticos, antiinflamatorios, esteroides y agentes de quimioterapia pueden salvar vidas o ayudar a recuperar las funciones al suprimir los síntomas debilitantes y peligrosos. Si sabes o sospechas que sufres alguna de estas dolencias, no intentes realizar el programa Clean. Si no quieres seguir la ruta tradicional de medicamentos, consulta con un especialista en medicina funcional, que sabe cuándo es preciso recurrir a los fármacos y la cirugía, cuándo conviene embarcarse en un programa intenso de reparación del intestino, cuándo y cómo pasar de uno a otro, y cómo combinar los diferentes enfoques en caso necesario.

Los dos primeros ejemplos suelen pasar desapercibidos aunque estén instalados en el intestino. Por tanto, rara vez se diagnostican. Y cuando se diagnostican, los médicos generalmente sólo tratan los síntomas, no la disfunción intestinal. Piensa en las invasiones de parásitos. Los pacientes con parásitos, que sufren mucho durante largos períodos de tiempo, no reciben un diagnóstico correcto y los tratamientos sólo alivian sus síntomas. Los parásitos, por tanto, continúan causando estragos en el intestino.

Celine acudió a mi consulta porque tenía ataques de pánico severos. En un par de ocasiones, el nivel de ansiedad llegó a tales extremos que acabó en urgencias. Sin embargo, el electrocardiograma siempre mostraba un ritmo cardíaco ligeramente acelerado, y sus análisis de sangre eran normales (con una tasa de glóbulos blancos un poco alta). El médico de turno que la visitaba en la sala de urgencias atribuía los resultados a sus ataques de pánico. Anteriormente le habían diagnosticado endometriosis, que se manifestaba con calambres menstruales severos, hinchazón, gases, diarrea y acné en su rostro de cuarenta y tres años.

Cuando vino a verme, ya había visitado a muchos médicos y se había sometido a numerosas pruebas. Descubrí que todos sus problemas habían empezado después de someterse a tratamientos con hormonas de fecundación in vitro para quedarse embarazada de su segundo hijo. Como hago siempre después de escuchar casos tan complicados, con numerosos síntomas que implican a varios órganos y sistemas, le pedí que recopilase todos los resultados de pruebas y análisis de los últimos tres años. Le dije que mientras tanto empezase el programa Clean para el intestino, sabiendo que tardaría al menos tres semanas en reunir la información de tantas consultas distintas.

Celine terminó el programa antes de tener toda la documentación. Todos los síntomas desaparecieron durante el proceso, con la excepción del acné, que de hecho empeoró en la segunda semana y persistió.

Como ya había hecho con muchos de mis pacientes cuya piel continuaba mostrando manchas e irritación a pesar de los cambios drásticos en la dieta, solicité un análisis de heces para comprobar si Celine tenía parásitos. ¡Bingo! Encontré tres tipos distintos de parásitos y un crecimiento severo de hongos. Le dije que continuase con el programa Clean y le receté Nitazoxanida® y Fluconazol®, medicamentos para los hongos y los parásitos, así como una serie de antiparasitarios y hierbas antifúngicas específicos, incluyendo ajenjo, aceite de orégano y cáscara de nuez, entre otros. También le receté suplementos para reparar la pared intestinal, como aloe vera, calostro y raíz de regaliz, y lactoferrina, serrapeptasa y natoquinasa para disolver posibles biopelículas más resistentes. Por último, pero no por ello menos importante, Celine empezó a tomar una combinación de las hierbas ayurvédicas *ashwaghanda* y *shatavari*, increíblemente eficaces para equilibrar las hormonas sexuales femeninas. Celine siguió su estricto, intenso y complicado programa durante casi tres meses, con la excepción de los medicamentos (que tomó alrededor de diez días). Tres meses fueron suficientes para revertir tres años de sufrimiento constante y ataques de pánico periódicos. A día de hoy, los síntomas de Celine no se han reproducido. Ninguno.

Los problemas de salud de Celine no se resolvieron con el programa Clean inicial de veintiún días, pero sin él nunca habría descubierto que tenía parásitos y hongos, descubrimiento que le permitió acabar con sus síntomas. No es raro que parásitos y hongos estén detrás de cuadros tan complejos, que en el caso de Celine escapó al diagnóstico de los gastroenterólogos, cardiólogos, ginecólogos y endocrinos, cada uno de los cuales estableció un diagnóstico distinto.

El programa Clean para el intestino no sólo descubrió los compañeros secretos de Celine, sino que además fue el protocolo básico al que añadí diferentes «módulos de tratamiento»: uno para los parásitos, otro para los hongos y un tercero para el equilibrio hormonal.

He tenido pacientes que a pesar de terminar el programa Clean no mejoraron de ciertas alergias y enfermedades autoinmunes. En esos casos, continué investigando y descubrí niveles tóxicos de mercurio, plomo o arsénico (en ocasiones, los tres a la vez). En tales casos, la reparación del intestino y los problemas de salud no se resolvieron hasta que se eliminaron los metales mediante quelación, oral o por vía intravenosa.

Probablemente, el método Clean es lo que necesita la mayoría de la población para experimentar qué significa tener un intestino limpio. Para otras personas, el programa será el primer paso para descubrir un problema más arraigado. Si es tu caso, es importante que busques a un especialista en medicina funcional para ayudarte a llegar hasta el fondo del problema. En cualquier caso, el programa supone el primer paso hacia una salud duradera para todos.

7

Principios básicos para disfrutar
de los beneficios del programa Clean de por vida

Los programas Clean y Clean para el intestino que he desarrollado no surgieron de un interés teórico o una reacción instintiva de hacer las cosas de manera distinta a lo que aprendí en la facultad. Mi motivación surgió de la búsqueda de soluciones sin fármacos a mis propios problemas de salud. Cuando experimenté los efectos de la limpieza y la reparación del intestino, ayudar al mayor número posible de personas a recuperar su salud se convirtió en mi objetivo.

Ante la intención de convertir un programa de tres semanas en un estilo de vida sostenido, yo también he tenido dificultades. Los cambios a largo plazo son fundamentales para asegurarse de no recaer en viejos hábitos y deshacer el camino andado. Estos cambios son perfectamente asequibles, pero traen consigo muchos obstáculos. Para superarlos necesitamos guías experimentados que sepan ayudarnos a superar los posibles baches. La comunidad Clean lleva muchos años siendo un activo centro de conocimientos, diálogo y recursos que ha ayudado a decenas de miles de personas a descubrir el camino hacia la salud duradera. Y por eso he pedido a dos miembros de la comunidad, Dhru Purohit y John Rosania, que compartan sus conocimientos y sus principios demostrados. Estos siete principios que Dhru y John nos ofrecen con toda su ilusión constituyen los medios más sencillos y claros para guiarte en la toma de decisiones saludables a largo plazo.

La mayoría de las personas que terminan el programa Clean para el intestino se sienten fantásticas: tienen más energía, digestiones más fáciles, mayor claridad mental y, por lo general, pierden peso. La pregunta más habitual que nos hacen después de terminar el programa es «me siento estupendamente, pero ¿cómo mantengo los resultados?». La respuesta es muy sencilla: sigue los principios básicos y pon en práctica lo que te enseñan.

Los principios básicos constituyen una recopilación de grandes ideas que te ayudarán a desenvolverte en el mundo del bienestar después de terminar el programa. No son reglas definitivas y rígidas. Simplemente, se trata de los principios que dan los mejores resultados (y los más duraderos) entre nuestro equipo y nuestra comunidad. Son más eficaces si se personalizan, poniendo en práctica lo que te funciona a ti y modificando lo que no te sirve.

Actualmente, disponemos de más opciones que nunca respecto a la salud. No sólo tenemos que recorrer un paisaje de opciones alimentarias poco sanas, sino que además nos enfrentamos a un gran volumen de información contradictoria sobre la salud. Para gestionar esa sobrecarga de información, unos principios sencillos pueden ayudarnos a evitar el ruido de las opiniones encontradas. Los principios nos ayudan a dar forma a las decisiones que tomamos cada día. Además, nos brindan una base a la que recurrir cuando no sabemos qué paso dar a continuación.

Veamos los principios básicos detallados:

- qué no comer,
- qué comer,
- cómo comer,
- tomar buenos suplementos,
- entender la psicología del estilo de vida Clean,
- moverse y relajarse,
- crear comunidad.

Qué no comer

Como ya he mencionado, la mayoría de las personas que terminan el programa se sienten estupendamente. Sin embargo, no siempre saben exactamente por qué se sienten tan bien. Los suplementos y los batidos desempeñan un papel muy importante, pero la razón principal por la que los usuarios del programa se sienten mejor es que durante veintiún días han evitado los detonantes tóxicos más comunes, alimentos que provocan indigestión, inflamación, hinchazón, fatiga y, si se consumen durante largos períodos de tiempo, enfermedades leves y severas, y grandes desafíos para la salud. Hoy más que nunca, los detonantes tóxicos nos ponen enfermos, nos hacen engordar y nos roban la salud.

Imagina que los detonantes tóxicos son como las tachuelas que utilizamos para sujetar carteles y calendarios. Ahora imagina que un día te guardas unas cuantas tachuelas en un bolsillo trasero y olvidas que las tienes ahí. Cuando te sientas para trabajar, sientes un dolor intenso en el trasero. ¿Qué harías? Te levantarías de un salto y sacarías las tachuelas del bolsillo. ¿Y si en lugar de eso continuases sentado a pesar del dolor y cuando el dolor fuese mucho más intenso, te limitaras a tomar un analgésico para calmarlo?

Parece una locura, ¿verdad? Pues eso es exactamente lo que ocurre hoy en día. La única diferencia es que no nos sentamos sobre nuestros detonantes tóxicos: nos los comemos. Y probamos todo tipo de píldoras, procedimientos y tratamientos complicados para combatir los síntomas que los detonantes tóxicos provocan, en lugar de atacar la causa original. Si quieres mejorar, debes eliminar las tachuelas. Tienes que saber qué no debes comer y establecer la conexión entre lo que comes y cómo te sientes. Los detonantes tóxicos impiden que tu cuerpo funcione correctamente. Cuando los eliminas, te liberas de la irritación que provocan y detienes los mecanismos de supervivencia que el cuerpo activa para enfrentarse a ellos.

Aunque comas sano después de terminar el programa Clean para el intestino, podrías volver a tener problemas de salud si tu dieta incluye uno o más detonantes tóxicos de los que no tienes conocimiento. Descubrir tus detonantes tóxicos es el primer paso, y el más importante, para vivir «a la manera Clean» definitivamente. Por eso «qué no comer» es nuestro primer principio básico.

Cuando entendemos qué no debemos comer, nuestra vida cambia. La salud deja de ser algo tan misterioso y desaparecen muchos problemas que quizá nos afectaban desde hace años. Los niveles de energía aumentan y ganamos en claridad mental. Dormimos mejor, descansamos más. Los síntomas de las alergias se reducen o desaparecen por completo. La piel se alisa, su aspecto general mejora. Los beneficios trascienden al cuerpo. Se gana en productividad en el trabajo, en atención a la familia, en agilidad durante el ejercicio. Algunas personas se sienten más valientes, lo que les permite superar obstáculos que les habían limitado durante años.

¿Cómo es posible todo esto? ¿Cómo puede ser que el simple hecho de evitar determinados alimentos influya tanto en nuestra salud a largo plazo? Como explica Michael Pollan en *El dilema del omnívoro,** nuestra alimentación y nuestras costumbres alimentarias han cambiado más en los últimos cincuenta años que en cinco milenios. Todos esos cambios significan que ahora comemos de una manera muy distinta a la de nuestros antepasados. El jarabe de maíz, rico en fructosa; la carne producida en cadena con animales alimentados con maíz; los conservantes, el trigo modificado genéticamente y los lácteos repletos de hormonas son ejemplos de alimentos que nunca se habían consumido en las cantidades y combinaciones en que lo hacemos actualmente.

* San Sebastián, Ixo Editorial, 2011.

Nuestra alimentación está cambiando, en general a peor, y comemos más productos que nos hacen enfermar. Cuando sabemos qué alimentos no nos sientan bien, podemos regresar a ese estado de salud natural con el que fuimos diseñados para vivir. Para vivir sanos de por vida, no hay mejor inversión que identificar aquello que no debemos comer, y para eso tenemos que descubrir nuestros detonantes tóxicos.

Tener claros tus detonantes tóxicos

A cada persona le afectan unos detonantes tóxicos determinados, pero existen ciertos patrones comunes. El doctor Junger habla sobre los efectos del gluten y los lácteos en el intestino. Son dos de los detonantes tóxicos más comunes, pero no los únicos. En el capítulo anterior se habla del maíz, los granos, la soja, las solanáceas, el alcohol y los azúcares procesados como detonantes tóxicos potenciales. Los alimentos afectan a cada persona de manera distinta. Los que hemos citado pueden ser detonantes tóxicos para ti o no, pero debes descubrirlo tú mismo. «Vivir Clean» consiste en entender las cosas por ti mismo y comprobar qué te funciona a ti. El mejor método para saber con certeza qué alimentos son tus detonantes tóxicos consiste en probarlos. Al final del programa Clean para el intestino llegarás al proceso de reintroducción, centrado en el gluten y los lácteos (los dos detonantes tóxicos más comunes). Comprobar cómo te afectan te permite establecer con claridad la relación entre lo que comes y cómo te sientes.

Eliminar y alternar

Ya hemos hablado de estos dos pasos anteriormente, pero conviene repasarlos. Una vez que entiendas cómo te hace sentir un alimento determinado, el siguiente paso consiste en practicar con la eliminación y la alternancia de ese alimento. Decimos «practicar» porque eliminar y alternar detonantes tóxicos son procesos que no se llevan a cabo de la noche a la mañana. Muchos detonantes tóxicos son adictivos. Tienen buen sabor, al menos al principio, y estamos condicionados a buscarlos cuando necesitamos consuelo o alivio inmediato, una satisfacción a corto plazo, o saciar un capricho. Sé amable contigo mismo durante este proceso. Practica los pasos de eliminación y alternancia que se indican en el proceso de reintroducción para desarrollar nuevos hábitos. De ese modo, poco a poco, pero concentrado en el objetivo, ganarás a largo plazo.

Saber con claridad qué no debes comer requiere tiempo y paciencia, pero los beneficios son increíbles. Muchos de los problemas de salud actuales están provocados por los detonantes tóxicos de nuestras dietas. Descubrir tus detonantes tóxicos y dar los pasos necesarios para reducir su consumo cambiará por completo tu salud, y para siempre. No se trata de ser un purista. El objetivo consiste en conocer mejor la conexión entre lo que comes y cómo te sientes. Con esa información te sentirás bien, mejorará tu aspecto y gozarás de la salud necesaria para abordar con fuerza todos los aspectos de tu vida.

Qué comer

Ahora que ya sabes qué no debes comer, vamos a explorar qué es lo que puedes comer. Existen muchas perspectivas distintas sobre la mejor dieta para los humanos, pero algo en lo que coinciden todos los paradigmas de alimentación sana es en el énfasis en los productos naturales. Los alimentos frescos y sin procesar constituyen la base de la salud a largo plazo. Veamos a qué nos referimos cuando hablamos de alimentos naturales. Se trata de alimentos presentes en la naturaleza y elaborados con un solo ingrediente. Frutas, verduras, carnes, pescados, lácteos, huevos, granos, legumbres, frutos secos y semillas son los principales alimentos que componen esta categoría. Como puedes ver, cuando hablamos de alimentos naturales tienes mucho donde elegir.

Una advertencia: seguir una dieta rica en alimentos naturales es sólo una parte del conjunto. Aunque tomemos abundantes alimentos naturales, es importante evitar nuestros detonantes tóxicos. En este punto se conectan «qué comer» y «qué no comer». Averigua tus detonantes tóxicos, elimínalos o altérnalos en tu dieta, y toma abundantes alimentos naturales, sin procesar y sin refinar. Si no eliminamos nuestros detonantes tóxicos, consumiremos determinados productos que seguirán siendo perjudiciales para nuestra salud. Un ejemplo perfecto es el que ofrecen el gluten y los lácteos. Ambos son alimentos naturales, pero también muy alergénicos. Aunque puede parecer confuso, en realidad no lo es. Piénsalo así: la plantilla básica para tu salud a largo plazo consiste en alimentos naturales menos tus detonantes tóxicos.

Con el método Clean hemos descubierto que ciertas dietas funcionan mejor para determinadas personas. A algunas les sienta mejor comer más proteínas animales; a otras, menos. Hay quien descubre que una dieta vegetariana o vegana es la mejor para su salud. Cada uno debe descubrir qué tipo de alimentos naturales le van mejor. Para ello se requiere cierta experimentación personal (lo veremos en breve). Antes empezaremos con un paso que beneficia a todo el mundo: mejorar la calidad de los alimentos que consumimos.

Productos naturales de mayor calidad

Imagina que tu cuerpo es como el *hardware* de tu computadora. Lo que comes es el *software*. Éste brinda a tu cuerpo información sobre su funcionamiento y qué interruptores genéticos debe activar o apagar. Cuando mejoras la calidad de los alimentos que consumes, mejoras también la calidad de la información que envías a tu cuerpo. Éste, a su vez, funciona mejor y gana en resistencia.

Veamos cómo puedes mejorar la calidad de tus alimentos naturales.

FRUTAS Y VERDURAS

Compra frutas y verduras orgánicas o que no se hayan sometido a tratamientos químicos. Averigua si existen mercados con productos de cosechas locales en tu zona. En general, las frutas y las verduras que se venden en esos mercados están libres de pesticidas y tratamientos químicos, aunque no se etiqueten como orgánicos. Si vives cerca de algún agricultor, habla con él para averiguar cómo cultiva sus productos.

Prueba esto: durante el mes que viene, cuando compres frutas y verduras, opta únicamente por las que lleven el indicativo «orgánico» o de cosecha local. Aumenta progresivamente la cantidad de productos naturales orgánicos en tu dieta.

CARNES Y PESCADOS

Existen varias descripciones para las carnes y los pescados. Para asegurarte de que compras la mejor calidad posible, busca la siguiente información en las etiquetas: orgánico, de animales criados en pastizales, de animales alimentados con hierba. En cuanto al pescado, las variedades más pequeñas de agua fría son siempre la mejor opción, ya que contienen menos metales pesados y toxinas.

Intenta consumir salmón, trucha, caballa, sardinas, arenque y mero pequeño.

Prueba esto: si tomas carne en la mayoría de las comidas, dedica un fin de semana a ser vegetariano. Después, prueba una semana entera. La falta de energía, el estreñimiento y la hinchazón se producen habitualmente en los extremos de las elecciones dietéticas; por tanto, si experimentas con la incorporación y la eliminación de determinados alimentos, aprenderás mucho sobre lo que tu cuerpo necesita. Ábrete al proceso y comprueba qué aprendes.

HUEVOS

Compra huevos orgánicos, de granja y de gallinas criadas con hierba. Son más nutritivos y más ricos en ácidos grasos omega-3; además, la alimentación de las gallinas no incluye productos modificados genéticamente. Los huevos de granja son los de mayor calidad porque las gallinas se alimentan de hierba, sueltas, en lugar de estar encerradas (en cuyo caso se alimentan principalmente con granos). La dieta de las gallinas de granja se complementa con lombrices e insectos, lo que aporta a los huevos un perfil nutritivo más alto en omega-3, vitaminas A y E y betacaroteno —un antioxidante precursor de la producción de vitamina A—. Los huevos de granja, además, tienen menos colesterol y grasas saturadas que los convencionales.

Prueba esto: durante el mes que viene, visita algún mercado con productos de cosecha local o una tienda de alimentación natural y compra huevos de granja. Son algo más caros, pero nutrirás mucho mejor tu cuerpo.

GRANOS

Si después del programa Clean para el intestino reintroduces los granos y descubres que te van bien, piensa en la posibilidad de que sean sin gluten: quinoa, mijo, alforfón y arroz. Si los pones en remojo por la noche antes de cocinarlos, serán más fáciles de digerir.

Prueba esto: una vez al mes, entre dos y cuatro días, prescinde por completo de los granos, tanto con gluten (trigo, cebada, centeno) como sin gluten (quinoa, arroz, mijo). Descansar de los granos de vez en cuando es una manera estupenda de comprobar si te sientan bien o no. Presta atención a los cambios en tu piel, tus niveles de energía, tu digestión y tus deposiciones.

LEGUMBRES

En general, son una buena fuente de calorías y proteínas de calidad. No obstante, a muchas personas les cuesta digerirlas, razón por la que las eliminamos del programa Clean para el intestino.

Prueba esto: la próxima vez que tomes legumbres, déjalas en remojo toda la noche y observa si así te resulta más fácil su digestión.

ACEITES Y GRASAS

Busca aceites orgánicos prensados en frío y sin refinar. La manteca, el aceite de coco y el *ghi* (mantequilla clarificada) son más ricos en grasas saturadas y más adecuados para la cocción a alta temperatura. El aceite de coco es el que recomendamos para todo tipo de preparaciones; proporciona una buena fuente de grasas saturadas. El aceite de oliva es bueno para la cocción a temperatura media, pero es mejor utilizarlo para aderezar ensaladas o como condimento. Los aceites de frutos secos y semillas aportan ácidos grasos y grasas sanas, pero no conviene cocinar con ellos porque son inestables a altas temperaturas y se ponen rancios.

Prueba esto: utiliza aceite de coco durante una semana. Cocina con él, utilízalo como hidratante para la piel y añádelo a batidos y recetas. Analiza cómo te sientes, el aspecto de tu piel, tus digestiones. Los aceites de coco de la mejor calidad tienen menos sabor a coco. En <cleangut.com> encontrarás nuestras marcas favoritas.

FRUTOS SECOS Y SEMILLAS

Buenas fuentes de grasas y proteínas sanas, los frutos secos y las semillas contienen una amplia gama de vitaminas y minerales. Busca variedades crudas, sin conservantes ni azúcar. No todas las personas digieren bien los frutos secos y las semillas. Si es tu caso, ponlos a remojo durante unas horas. Si te sientes pesado después de consumirlos, reduce las cantidades.

Prueba esto: si tomas frutos secos y semillas como tentempié a diario, intenta reducir la cantidad y la frecuencia de su consumo cada dos días. Comprueba si así mejora tu digestión.

Mejorar la calidad de los alimentos que consumimos requiere tiempo, no es algo que se pueda o se tenga que hacer de la noche a la mañana. Continúa introduciendo cambios graduales cada mes hasta que tu alimentación sea de la mejor calidad posible y ayude plenamente a tu mejor inversión: tu cuerpo y su capacidad de seguir adelante en perfectas condiciones.

Cómo comer

Hemos olvidado cómo debemos comer para nutrir nuestro cuerpo. Veamos dos motivos.

En primer lugar, la comida chatarra y los productos procesados envían señales mezcladas al cuerpo, lo que nos lleva a comer en exceso y a desarrollar una adicción química a esos alimentos. Es lo que sucede, por ejemplo, con los azúcares procesados. Cuando los receptores del dulce en el cerebro se sobreestimulan con alimentos ricos en azúcar, éste domina fácilmente los mecanismos de autocontrol. Después de la primera cucharada de helado o del primer bocado de *brownie* la mayoría de nosotros somos incapaces de parar.

El segundo motivo es emocional. La mayoría de nosotros establecemos relaciones emocionales con los alimentos procesados desde la infancia. Productos como helados y pasteles se utilizan para celebrar fechas importantes y como consuelo en momentos difíciles. Nos hemos acostumbrado a recurrir a la comida chatarra, que provoca toda una serie de problemas de salud. Los alimentos procesados forman parte de las fiestas, de reuniones sociales de todo tipo, vacaciones y pausas diarias en el trabajo. Los consumimos cuando las cosas van bien, cuando van mal y cuando nos aburrimos. Uno de los momentos típicos en que comemos de manera emocional es cuando se presenta un reto. Cuando se produce una situación difícil (por ejemplo, una ruptura o una discusión), muchos de nosotros recurrimos a los típicos productos «de consuelo» (por ejemplo, el helado, que nos distrae de las emociones que no queremos afrontar). Esos alimentos de consuelo son tan difíciles de digerir que toman una parte considerable de la energía del sistema nervioso para destinarla al sistema digestivo. Nos invade una oleada de letargo y de calma; nos quedamos sin energía para pensar o sentir lo que ha provocado la respuesta emocional y nos ha impulsado a comer alimentos nada sanos. Con el tiempo desarrollamos el hábito de afrontar las emociones a través de productos poco sanos, lo que se convierte en un hábito de alimentación emocional.

Los alimentos adictivos de mala calidad y la alimentación emocional nos han llevado a olvidar cómo debemos comer para nutrir y fomentar nuestra salud. Esos dos motivos también nos han hecho olvidar qué cantidades de alimentos saludables debemos tomar para seguir una dieta sana a largo plazo.

La cuestión es... ¿cuánto debe comer una persona? ¿Qué tamaño debe tener una ración? ¿Cuántas veces al día? ¿Qué combinaciones de alimentos? Desde hace años, las dietas tratan de determinar con precisión la cantidad y la manera exactas en que una persona debe comer cada día. Ese tipo de planes casi siempre fallan. La atención exagerada a las calorías, los niveles de nutrientes y la pérdida de peso provoca una reacción antagónica: poner toda la atención en los tamaños de las raciones y el peso puede eliminar el placer que experimentamos con cada comida.

Veamos cinco ideas sencillas para tener las cosas claras, comer de manera saludable y encontrar verdadero placer en los alimentos nutritivos.

La regla 80-20

Cuando el sistema digestivo funciona bien, te sientes estupendamente y mantienes un nivel equilibrado de energía. Cuando comes en exceso o combinaciones inadecuadas, sometes a tu tracto digestivo a un estrés innecesario. Comer de forma abusiva hace que los alimentos fermenten, y esa fermentación se convierte en alimento para hongos y bacterias no deseadas. Creas un entorno en el intestino que provoca gases, hinchazón y estreñimiento, y se reduce la absorción de nutrientes de los alimentos.

La regla 80-20, como se describe en el capítulo 6, se compone de dos partes:

- Llena el 80% de tu plato con verduras y hortalizas (crudas, al vapor, asadas, cocidas) y el 20% con proteínas y grasas buenas (carne, pescado, quinoa, aguacate, etc.).
- Deja de comer cuando estés lleno al 80%. Es lo que los japoneses llaman *hara hachi bu* («comer hasta que estés ocho partes lleno de un total de diez»). Los longevos habitantes de Okinawa, descritos en el libro *The Blue Zones*,* utilizan esa

---

* Dan Buettner, *The Blue Zones: Lessons for Living Longer From the People Who've Lived the Longes*, s. l., National Geographic Explorer, 2012.

técnica desde hace siglos para mejorar la digestión y equilibrar los niveles de energía.

No a las malas combinaciones

Imagina una típica comida de fiesta. Imagina una bonita mesa llena de todo tipo de panes, carnes, quesos, verduras y vino. Comes un poquito de todo. Después llega el postre. Tomas un poco de pastel o galletas con helado, y para acabar un poco más de alcohol y café. Sientes que estás a punto de reventar, con la correspondiente indigestión y los gases que acompañan a esa sensación. Lo único que te apetece es tumbarte y echarte una siesta. Es lo que llamamos malas combinaciones: el resultado de mezclar demasiados tipos distintos de alimentos en una sola comida. Cada tipo de alimento requiere enzimas distintas para ser digerido. Por tanto, mezclar demasiados alimentos de una sola vez provoca mala digestión y fatiga. Esa típica comida de fiesta es un ejemplo extremo, pero probamos una u otra versión todos los días. Pongamos el ejemplo de la fruta. Se digiere en muy poco tiempo y desaparece del estómago en media hora. Cuando tomas fruta con proteínas o féculas, la digestión de la primera se ralentiza y la fruta en cuestión empieza a fermentar en el intestino.

Cuando eso ocurre, se reduce la asimilación de otros nutrientes de la comida y se desarrolla un entorno que favorece la aparición de levaduras y hongos.

Puede suceder lo mismo si mezclamos proteínas animales con féculas o granos. La carne, el pescado y los huevos necesitan la secreción de ácido clorhídrico y de la enzima pepsina, que descomponen el alimento en un entorno ácido. Las féculas requieren la secreción de la enzima ptialina en un entorno alcalino.

Mezclar proteínas con féculas en la misma comida puede neutralizar la descomposición de esos alimentos e impedir la correcta absorción, lo que provocará (una vez más) la fermentación en el intestino. Unas sencillas reglas te ayudarán a evitar las malas combinaciones de alimentos y a mejorar tus digestiones y tu salud a largo plazo. Cuando combinas bien los alimentos, facilitas la digestión y, lo más importante, aumenta la absorción de nutrientes.

Si estás cansado de sentirte hinchado después de cada comida, deberías empezar a prestar más atención a las combinaciones de alimentos. La mejor manera de incorporar las siguientes pautas consiste en probarlas durante una semana. Comprueba cómo influyen en tu digestión y en tus deposiciones. Cuando notes lo bien que te sientes si tus digestiones son buenas, te convertirás en adicto (en el buen sentido) a combinar alimentos que funcionan bien juntos.

Aquí tienes tres pautas sencillas para ayudarte a evitar las malas combinaciones:

1. Toma hortalizas no feculentas y verduras de hoja con proteínas animales, granos, arroz, legumbres y hortalizas feculentas.
2. No combines proteínas animales con granos, arroz o legumbres.
3. Toma la fruta sola.

Veamos algunos ejemplos:

ALIMENTOS	BUENA COMBINACIÓN	¿POR QUÉ?
Pollo y pasta	No	Las proteínas animales no combinan bien con los granos.
Pescado y espárragos	Sí	Las proteínas animales combinan bien con las verduras
Quinoa y ensalada	Sí	Los granos combinan bien con las verduras.

Un batido al día

Un batido al día que incluya grasas saturadas buenas y proteínas de calidad ofrece una manera sencilla de mantener tu salud en el camino correcto. Se trata de un hábito rápido y cómodo para empezar la mañana. En lugar del desayuno tradicional a base de panes que te roba la energía, un batido te aporta el agua que necesita tu cuerpo y nutrientes fácilmente digeribles. Además, establece los fundamentos para comer sano durante el resto de la jornada. Toma el batido solo o como parte de un «desayuno Clean». Utiliza las recetas de los Batidos de la página 160 o descubre otras nuevas en <cleangut.com>. Incluir esta práctica en tu «caja de herramientas para la salud» te brindará la oportunidad de desarrollar un estilo de vida que irá mejorando año tras año.

Dominar las cinco comidas

Aprender una nueva manera de comer puede resultar intimidante. Si no estás familiarizado con algún alimento, es posible que te sientas empujado fuera de tu zona de confort. La idea de planear qué vas a comer y cómo prepararlo puede ser abrumadora. Lo cierto es que muchas personas toman entre cinco y siete comidas básicas que van alternando según las estaciones. Podemos cambiar las salsas, las especias y las combinaciones, pero los componentes básicos de las comidas son los mismos.

En lugar de complicarte con recetas complejas o con el temor de «comer Clean» durante el resto de tu vida, lo que tienes que hacer es centrarte en dominar cinco comidas sanas que serán la base de tu dieta, los alimentos que más consumirás. Descubrir tus cinco comidas favoritas te llevará algún tiempo, pero cuando lo hagas podrás utilizarlas como inspiración para disfrutar de platos deliciosos y sanos durante toda tu vida.

Experimentación personal

El cuerpo se encuentra en permanente estado de cambio y evolución. Lo que te funciona hoy podría no servirte mañana. La cuestión no es *si* te ocurrirá eso; la cuestión es *cuándo* te ocurrirá. En algún momento, los alimentos con los que disfrutabas podrían empezar a darte problemas. O productos que nunca habías pensado comer podrían ayudarte a ganar todavía más en salud.

El paisaje de los alimentos naturales es muy amplio y con muchos caminos distintos. Para descubrir qué alimentos naturales debes comer, con qué frecuencia y en qué cantidades, tendrás que experimentar. Cada uno de nosotros somos distintos; por tanto, lo que funciona para una persona podría no servirte a ti. Existen diversas opciones para experimentar con la comida dentro del paradigma alimentos naturales-menos-detonantes-tóxicos-perjudiciales. Aquí tienes algunos ejemplos para empezar:

- Prueba a eliminar los granos durante dos semanas.
- Prueba a eliminar el maíz y la soya durante dos semanas.
- Prueba a añadir una taza de verduras fermentadas, *kimchi* o chucrut en la cena todos los días durante una semana.
- Prueba a añadir una o dos raciones diarias de jugo de verduras frescas o un batido verde durante dos semanas.

Cuando decidas con qué vas a experimentar, delimita el tiempo para mantenerte centrado. Después, presta atención a tu digestión, tus niveles de energía, tus deposiciones, tu claridad mental y tu sensación de bienestar. Si añades un nuevo alimento a tu dieta con frecuencia, observa qué ocurre cuando lo combinas con otros. Si eliminas un alimento, analiza las posibles conexiones emocionales con él o las sensaciones que experimentas cuando dejas de tomarlo.

Cada vez que experimentes, serás más consciente de tu cuerpo y de tus necesidades, tanto físicas como mentales. El proceso consiste en prestar atención a la estrecha conexión entre lo que comes y cómo te sientes. Cuanto más profundices en esta tarea, más desarrollarás un estilo de vida en línea con lo que realmente eres y quieres.

Tomar buenos suplementos

Existe mucha confusión sobre los suplementos. En Clean tenemos una filosofía sencilla: los suplementos ayudan a llenar los huecos nutricionales que nos impiden alcanzar nuestros objetivos de salud. Si seguir una «dieta Clean» a base de alimentos naturales es el primer paso y el más importante, los suplementos pueden ayudarnos a corregir deficiencias nutricionales derivadas de las malas elecciones y de una salud intestinal deteriorada. Además, aportan nutrientes y minerales de los que carece actualmente gran parte del terreno agrícola. La sobreexplotación, el abuso de pesticidas e insecticidas y el uso de semillas modificadas genéticamente dan lugar a alimentos más alergénicos y menos nutritivos. Por ejemplo, el magnesio es uno de los minerales fundamentales que escasean en las tierras de cultivo y, como consecuencia, los humanos adolecemos de deficiencia de magnesio. Cuando reponemos los nutrientes mediante suplementos de buena calidad, nuestra salud mejora visiblemente. Los suplementos nutricionales fundamentales, igual que seguir la dieta Clean, fomentan los cimientos para una salud sólida.

Evolucionar y cambiar

Cada persona es distinta; por tanto los programas con los mejores suplementos deben adaptarse al historial y a las necesidades nutricionales de cada uno. Aquí no valen las tallas únicas. Por ejemplo, una persona con indigestión crónica tendrá necesidades distintas a otra que no la sufre. Un gran consumidor de café, muy estresado y con fatiga adrenal, necesitará suplementos distintos a otra aquejada de una enfermedad autoinmune. Más adelante subrayaremos la importancia de las pruebas para saber qué necesita cada uno exactamente, pero vamos a empezar con los suplementos que pueden beneficiarnos a la mayoría. Recuerda que es sólo un patrón, aunque la experiencia nos dice que estos suplementos son útiles para todos.

Suplementos diarios

Son los que recomendamos tomar a la mayoría de personas como base para su plan de bienestar:

- *Aceite de pescado (u omega-3 vegetariano)*: los suplementos de omega-3 a base de pescado o de algas proporcionan ácidos grasos esenciales y reducen la inflamación.
- *Probióticos*: las bacterias beneficiosas ayudan a descomponer los alimentos y a absorber los nutrientes. Favorecen la inmunidad.
- *Multivitamínicos y multiminerales*: son un combinado que repone las vitaminas y los nutrientes esenciales que podrían no estar presentes en la dieta.
- *Vitamina D₃*: aumenta los niveles de energía y la inmunidad, mejora el estado de ánimo y equilibra las hormonas. Puedes

tomarla en cápsulas, aunque el cuerpo la sintetiza durante la exposición al sol. Cuando sea posible, toma el sol sin ropa durante veinte minutos.

- *Magnesio*: se trata de un mineral importante, directamente implicado en más de trescientas funciones corporales. En general, escasea en la dieta.

En <cleangut.com> recomendamos nuestras marcas favoritas y las dosis.

No existen reglas sobre el tiempo que conviene tomar estos suplementos. Muchas personas lo hacen indefinidamente. En general, tómalos durante tres semanas, descansa unos días y vuelve a empezar.

Suplementos específicos para el intestino

Los siguientes suplementos ampliarán la eficacia del programa Clean para el intestino. Reforzarán el trabajo que hayas hecho y son específicos para mejorar y mantener la salud del intestino. Cuanto más tiempo cuides la salud del intestino, más se beneficiará tu estado de salud general.

- *Probióticos*: el estrés, el agua clorada, el aire contaminado, los antibióticos y los químicos presentes en nuestra alimentación representan una amenaza constante para las bacterias beneficiosas. Aumentar la cantidad de probióticos durante un tiempo puede ayudarte a afrontar esas amenazas, a mejorar la digestión y a aumentar la absorción de nutrientes.
- *Prebióticos*: se venden en polvo y se componen de inulina y raíz de achicoria. Favorecen el desarrollo de bacterias en el sis-

tema digestivo y el colon. Los prebióticos también se encuentran en las aguaturmas, el diente de león, el ajo, los puerros y las cebollas (en todos los casos, crudos).

- *Enzimas digestivas*: ayudan al cuerpo a digerir las grasas, las proteínas y los carbohidratos. Toma una enzima digestiva con las comidas para favorecer una buena digestión.

- *Ácido clorhídrico (HCl)*: componente fundamental para una digestión correcta, el HCl resulta útil para reducir las molestias estomacales, las náuseas y la pesadez después de comer.

- *L-glutamina*: aminoácido y alimento preferido de las células intestinales. Ayuda a reconstruir la pared intestinal y a restaurar la integridad del intestino.

- *Calostro*: variedad láctea producida por las vacas antes de dar a luz. Se ha demostrado que contribuye a restaurar la salud del intestino mediante la reparación de la hiperpermeabilidad. Contiene factores de crecimiento, que contribuyen a reparar los daños del revestimiento intestinal, así como grandes cantidades de inmunoglobulinas que reducen las bacterias dañinas.

- *Lactoferrina*: glicoproteína derivada del calostro. Se ha demostrado que es antibacteriana y que favorece el funcionamiento del sistema inmunológico. Además, inhibe la inflamación del intestino y se ha utilizado en el tratamiento y la prevención de enfermedades gastrointestinales inflamatorias.

- *Alimentos fermentados*: productos fáciles de digerir, contienen bacterias beneficiosas y abundantes vitaminas B, minerales y nutrientes. Cuando tomes proteínas o comidas grasas, añade productos fermentados para facilitar la digestión: *kimchi* y chucrut sin pasteurizar, y bebidas probióticas bajas en azúcar. Además, tomar pequeñas cantidades de kéfir elaborado con leche de cabra o de vaca también resulta beneficioso, siempre y cuando los lácteos no sean uno de tus detonantes tóxicos.

Hazte pruebas

Las pruebas nos ayudan a eliminar muchas conjeturas sobre la manera de mejorar nuestra salud. Actualmente tenemos amplio acceso a un gran número de pruebas que pueden ayudarnos a determinar muchos obstáculos o deficiencias en el cuerpo. Parece lógico recurrir a esas pruebas siempre que sea posible, ya que no existen dos personas con el mismo perfil. Las pruebas son herramientas útiles para ayudarte a mantener y mejorar los beneficios del programa Clean para el intestino. Si dispones de información clara, amplia y variada, podrás detectar antes los desequilibrios, modificar tu dieta y tu estilo de vida, y crear un programa personalizado de suplementos en función de tus necesidades específicas.

Veamos tres pruebas útiles para empezar. Acude a un especialista en medicina funcional que esté familiarizado con ellas y pueda solicitarlas.

- *Perfil gastrointestinal*: análisis completo de deposiciones que te dará una visión general de la salud de tu intestino, incluyendo los niveles de bacterias, levaduras, hongos y parásitos. También muestra los niveles de absorción de las grasas y los indicadores de inflamación. La prueba que recomendamos es el perfil integral de función gastrointestinal de Metametrix.
- *Hemograma*: un buen análisis de sangre es fundamental. Aunque la mayoría de médicos tradicionales solicitan hemogramas, muy pocos conocen los últimos avances en las pruebas. Un especialista en medicina funcional te ayudará a entender mejor tu salud.
- *Prueba de metales pesados*: sirve para localizar niveles perjudiciales de metales pesados, sobre todo plomo y mercurio. La toxicidad por mercurio se conoce como «la gran imitadora» porque es capaz de manifestarse como enfermedades muy va-

riadas, desde problemas psiquiátricos hasta cánceres y enfermedades autoinmunes. Solicita esta prueba cuando tus síntomas no estén claros y no veas mejoras a pesar de realizar grandes esfuerzos, o cuando sospeches que te has expuesto a metales pesados (por ejemplo, a través del atún o de otros peces con mercurio, o por empastes dentales de plata amalgamada).

Analizar los resultados

Los datos de las pruebas serán más o menos útiles en función del profesional de la salud que los interprete. La mayoría de los médicos convencionales desconocen las pruebas que acabamos de mencionar y no saben cómo interpretarlas. Por eso recomendamos que busques la ayuda de un profesional de la medicina funcional o de un médico abierto a las prácticas holísticas. Con estas pruebas, estará mejor equipado para ayudarte a crear un plan personalizado que incluya dieta, suplementos, manejo del estrés y ejercicio.

Con el tiempo, tus rutinas de suplementos cambiarán. Si estás sano y apenas tienes síntomas, los suplementos que hemos descrito pueden servirte como punto de partida para apoyar tu «estilo de vida Clean». A menos que hayas trazado un plan con el especialista en medicina funcional, no existe un período de tiempo concreto para utilizar los suplementos. Muchas personas los toman a diario durante años.

Cuando pruebes un nuevo suplemento, como norma general, tómalo solo con agua o con comida (en función de las instrucciones) y observa las posibles reacciones. Si no se especifica un tiempo de uso, pruébalo entre uno y tres meses, y comprueba si notas algún efecto. No pasa nada si un día te olvidas. De hecho, varias teorías holísticas recomiendan hacer pausas de los suplementos y tomarlos en diferentes secuencias (unas cuantas semanas seguidas y después una de pausa) para absorberlos mejor.

Muchos de los que formamos parte del equipo Clean tenemos el hábito de tomar los suplementos de lunes a viernes y descansar el fin de semana. Una vez más, la cuestión es experimentar para averiguar qué es lo que te funciona mejor a ti (sin olvidar que lo que te funciona hoy podría no hacerlo mañana). La vida y la salud están en continuo desarrollo; cambian y se transforman a medida que aprendemos y crecemos. Cuanto más valor le des a tener la mente abierta y más curiosidad sientas respecto a cuál es el camino hacia tu bienestar, más desarrollarás una salud flexible y sólida.

Entender la psicología del estilo de vida Clean

Posiblemente, habrás oído esta afirmación en alguna ocasión: el 80% de lo que haces es psicología, el 20% restante es acción y continuidad. Con independencia de los porcentajes, lo que esta afirmación significa es que una gran parte de lo que determina el buen estado de salud son tus pensamientos sobre tu salud. Dicho de otra manera, lo que piensas acerca de tu salud determina tu nivel de salud.

Uno de los retos de vivir Clean consiste en cambiar de hábitos. Los hábitos demoran en arraigar, y durante el tiempo en que aprendemos a hacer algo nuevo, se producen muchas oportunidades para salirse del camino. Cuando intentamos cambiar un hábito (por ejemplo, comer mejor, eliminar un detonante tóxico, hacer ejercicio), es frecuente que choquemos contra nosotros mismos. Un hecho puntual desencadena algo en nosotros y acabamos regresando a los hábitos a los que estábamos acostumbrados. Si la resistencia a cambiar de hábitos puede ocurrir en todos los campos de nuestras vidas (relaciones, economía, trayectoria profesional), los cambios en la alimentación son los más difíciles. Reconocer cuándo y por qué nos desviamos del camino trazado, y revelar el peso emocional de esos momentos, requiere su tiempo.

En ocasiones no sabemos cómo llevar una vida más sana porque nos falta información. No sabemos con seguridad qué hacer o cómo continuar. Sin embargo, lo habitual es que sepamos qué nos da buenos resultados, pero nos cueste introducir los cambios necesarios. Las idas y venidas entre seguir un programa de bienestar y no seguirlo provoca una situación que describimos como «ciclo del comer emocional». Cuando entramos en ese ciclo, los malos hábitos crean otros hábitos negativos, y continuamos con el ciclo. Es como ir aumentando una deuda. Si nos saltamos algunos pagos de una tarjeta de crédito, nos cargan intereses por lo que debemos. Y entonces tenemos que pagar penalizaciones por las penalizaciones. Ese círculo vicioso provoca un gran estrés y se necesita mucha energía para romperlo.

Si entiendes el ciclo del comer emocional (por qué ocurre, cómo funciona y qué puedes hacer cuando lo identificas), podrás darle la vuelta y hacer que suba en lugar de llevarte hacia abajo. Lo contrario a aumentar la deuda es aumentar los intereses que genera tu dinero. Cuando recibes intereses por tus ahorros, éstos aumentan. El interés produce más interés. Si eres consciente del ciclo del comer emocional, podrás interrumpirlo antes de que cause estragos. Como el aumento del interés, tus hábitos sanos fomentarán nuevos hábitos sanos que te exigirán menos energía y fuerza de voluntad.

El ciclo del comer emocional

Existen cuatro fases principales en el comer emocional: el detonante, la ocultación, el falso bienestar y la resaca.

1. *Detonante.* Se trata de un hecho o una situación que provocan una reacción emocional estresante o dolorosa. Caroline estaba intentando cambiar su hábito de consumir comida chatarra cada vez que se sentía triste. Trabajamos con ella para determinar con claridad cuál era su detonante específico. Le pedimos que nos describiese qué ocurría antes de que comenzase a comer en exceso. Nos explicó que en una ocasión su novio canceló una cita especial que llevaban planificando desde hacía un tiempo. Su detonante fue la cancelación, pero su dolor y su respuesta emocional a ese detonante pusieron en marcha el ciclo del comer emocional. Le preguntamos qué sintió al recibir la noticia de la cancelación, y ésta fue su respuesta: «Me sentí triste, y después pensé que yo no era suficiente para él». Esos pensamientos le resultaban dolorosos. En lugar de darse espacio para conocer realmente lo que estaba sintiendo, Caroline optó inconscientemente por evitar el dolor y buscar el placer momentáneo para suprimir los sentimientos. Es lo que llamamos «ocultación».

Antes de describir la ocultación, veamos algunas características más del detonante para que puedas identificarlo cuando se presente. Reconocer un detonante te ayudará a interrumpir el ciclo antes de que comience. Cualquier objeto, cualquier acontecimiento, cualquier conversación pueden convertirse en un detonante. Los detonantes provocan una reacción física. La respiración se acelera o pasa a ser superficial; es posible que empieces a sudar. Desde el punto de vista emocional, te sentirás enfadado, triste o preocupado. Por qué determinados hechos son detonantes y otros no depende de tu historial familiar, de tu personalidad y de tus inseguridades. El trabajo con un *coach* o un terapeuta puede ayudarte a descubrir por qué existe un detonante o por qué es tan pronunciado, pero por el momento vamos a empezar identificándolo.

2. *Ocultación.* Dado que Caroline no se concedió a sí misma permiso para vivir sus sentimientos de «no soy suficiente», los ocultó inconscientemente con la comida. Existen muchas maneras de ocultar los sentimientos que no queremos experimentar, pero una de las más comunes consiste en tomar alimentos ricos en azúcar, carbohidratos y grasas (helados, pasteles y galletas, por ejemplo). Los típicos alimentos de consuelo tienen un calificativo muy acertado porque ocultan los sentimientos difíciles produciendo una sensación de calma pasajera. Cuando comes alimentos difíciles de digerir y altamente alergénicos, ocurren dos cosas importantes. En primer lugar, la parte alergénica del gluten, los lácteos y el azúcar provoca un «efecto adrenalina». Es una de las principales razones por las que resulta tan difícil reducir o eliminar de la dieta los detonantes tóxicos más comunes. Te hacen sentir muy bien al principio, pero después te sientes mucho peor. En segundo lugar, los típicos alimentos de consuelo son pesados y difíciles de digerir. Además del cerebro, la digestión exige toda la energía que pueda obtener. Los alimentos pesados extraen energía del sistema nervioso, donde experimentas los sentimientos, y la dirigen a la digestión. Esos alimentos ocultan las emociones y aletargan los sentimientos que ponen en marcha el ciclo.

3. *Falso bienestar.* Tras la decisión habitual e inconsciente de comer para ocultar los sentimientos se entra en la fase de «falso

bienestar». En el caso de Caroline, cuando come helado y chocolate aletarga los sentimientos dolorosos y después experimenta una subida gracias a los alimentos ricos en azúcar y a los lácteos. Una característica de esta fase es la sensación de que todo va bien, de que no había motivo por el que preocuparse o de que sólo ha sido una invención de la imaginación. Los alimentos consuelo asociados al deseo de ocultamiento te permiten olvidar, al menos por un momento.

4. *Resaca.* Muy pronto, la sensación de bienestar y de olvido empieza a desvanecerse y se instala la «resaca». Una hora más tarde, Caroline empieza a sentir malestar en el estómago, hinchazón, gases y cansancio. Se pregunta por qué ha llegado tan lejos una vez más, por qué se ha desviado del camino si se sentía tan bien y estaba comiendo sano. Siente culpa y vergüenza. Durante la resaca se experimentan dos tipos de dolor. Por un lado, el dolor y el malestar físico, que se producen después de comer en exceso un detonante tóxico o malas combinaciones de alimentos. Por otro, el dolor emocional, que surge del sentimiento de culpa y de la vergüenza por no hacer lo que tenías planeado (comer bien) y repetir un patrón gastado. Además, no es raro sentirse confuso porque olvidas el detonante original que ha activado el ciclo de caída en picado.

El ciclo continúa

El sentimiento de culpa y de vergüenza de Caroline hizo que convirtiese el incidente en un nuevo detonante. Se sentía mal por no haber continuado con su plan de bienestar, y como ya le había ocurrido antes, reforzó su idea de que nunca estaría sana y de que comer Clean era demasiado complicado. Esos sentimientos hicieron que entrase en una espiral descendente en los días siguientes. Comía mal aunque sabía que eso no la ayudaba. Tenía la sensación de que no podía parar. Finalmente, unas semanas más tarde nos llamó para pedirnos que la ayudásemos a volver al camino trazado. Pensaba que lo único que le ocurría era que le faltaba disciplina. Lo cierto es que estaba atrapada en un ciclo del comer emocional. Había llegado el momento de romper el ciclo.

Romper el ciclo

Para liberarse del ciclo del comer emocional hay que empezar entendiendo el patrón y comprometerse a identificarlo cuando se presente. Al tomar conciencia del ciclo y reflexionar sobre momentos específicos en los que has caído en él, cada vez los detectarás antes. Ahora que conoces los nombres de las diferentes fases, puedes identificarlas cuando se presenten en tu vida y nombrarlas mentalmente: «Ah, sí, aquí está de nuevo. ¡Lo estoy ocultando!». Con el tiempo, esos patrones dejarán de asaltarte. Cuando identifiques cómo se han generado, cómo te han alejado del lugar al que querías ir y quién quieres llegar a ser realmente, su poder seductor perderá fuerza.

La conciencia es el primer paso, y el más importante. Si pones atención aprenderás más sobre el uso que haces de ese ciclo y de las historias y excusas que te das a ti mismo para justificar la falta de compromiso con tu potencial. La conciencia que desarrollarás con el tiempo te ayudará a aplicar los tres métodos siguientes para romper el ciclo.

1. ABORDAR EL PROBLEMA DIRECTAMENTE
La manera más sencilla y más directa de interrumpir el ciclo consiste en abordar el problema directamente cuando percibas el detonante. Si éste es un comentario espontáneo de un compañero de

trabajo, puedes hablar con él aunque una parte de ti se sienta asustada ante esa idea. Por lo general, los ciclos de comer emocional pueden detenerse cuando el detonante inicial se aborda con honestidad. Si no eres capaz de hablar directamente con una persona, o si el detonante es un objeto (por ejemplo, una vieja foto de un pariente o los recuerdos de una pareja), tómate un momento para vivir plenamente tus sentimientos. La conciencia de que hay un detonante, más el permiso para sentir plenamente lo que estés sintiendo, reducirán la fuerza del ciclo del comer emocional.

Honestidad radical, de Brad Blanton,* y *Getting Real,* de Susan Campbell,** son dos maravillosos libros que te ayudarán en el proceso de una comunicación honesta.

2. CREA UNA «CAJA DE HERRAMIENTAS» DE HÁBITOS SANOS

Cuando seas consciente de tus detonantes, notarás que tus viejos hábitos intentan desviarte en una dirección que te resulta familiar. Percibirás el deseo de alimentos con los que has establecido una relación emocional en el pasado. Dejar atrás esos alimentos y los viejos hábitos es un proceso. Por lo general, cuando percibes un detonante por primera vez, no dispones de nuevas prácticas sanas para ponerlas en acción. Incluso cuando conoces bien el detonante, sin un medio para redirigir tu energía podrías acabar cayendo sin darte cuenta en el viejo hábito.

Una «caja de herramientas» de hábitos sanos funciona mejor cuando los disfrutas, pero recuerda que en las fases iniciales tus viejos hábitos harán todo lo posible para que pienses que los nuevos son aburridos y desagradables. No permitas que eso te detenga.

---

* *Honestidad radical: cómo transformar tu vida diciendo la verdad,* Barcelona, Planeta, 2008.
** *Getting Real: 10 Truth Skills You Need to Live an Authentic Life,* California, HJ Kramer Book, 2001.

Haz un ejercicio de fe y comprométete para utilizar las herramientas cuando percibas el detonante. Si recaes en el ciclo, utilízalas. Y continúa utilizándolas hasta que se conviertan en un acto reflejo; de ese modo, cuando notes el detonante sabrás al instante qué tienes que hacer.

Cuando pongas en práctica esos nuevos hábitos, los viejos (los que te impiden crecer) se difuminarán de forma natural. Muy pronto sólo quedarán rumores lejanos de la persona que eras y te encontrarás en una posición de ventaja para continuar progresando con tu salud.

Aquí tienes algunos de nuestros hábitos sanos favoritos. Alimentarán tu espíritu y te animarán a seguir por el buen camino:

- dar un paseo,
- beber agua o un jugo verde,
- echar una siesta,
- hacer algo bonito por alguien,
- tomar un tentempié Clean.

3. LLEGAR HASTA LA RAÍZ

En la base de nuestras emociones y nuestros hábitos se encuentran hechos del pasado e historias sobre esos hechos que hemos interiorizado. Esas historias interiorizadas crean el programa que activa muchos de nuestros hábitos más comunes. Cuando determinados hábitos no nos funcionan, si nos causan dolor y nos impiden avanzar hacia nuestros objetivos, necesitamos tiempo para intentar entenderlos y reflexionar sobre ellos. Llegar hasta la raíz significa hacernos algunas preguntas profundas sobre los motivos por los que hacemos lo que hacemos. Y lo más habitual es que la razón por la que intentamos ocultar nuestros sentimientos con la comida sea el miedo o la inseguridad.

En el caso de Caroline, el hecho de que buscase comida chatarra cuando su novio canceló sus planes tiene su origen en su temor a estar sola. Cuando se preguntó por qué la idea de estar sola le provocaba ese miedo tan intenso, reconoció que temía no ser capaz de cuidar de sí misma. Después de reconocer esos sentimientos y de permitirse sentir el miedo que había tratado de ocultar, el sentimiento empezó a perder intensidad. Cuando tuvo clara la raíz de su comer emocional, Caroline consiguió interrumpir el ciclo antes de que empezase y sustituir la comida chatarra por nuevos hábitos sanos.

Llegar a la raíz de nuestras relaciones emocionales con la comida y del uso que hacemos del ciclo del comer emocional para ocultar nuestros sentimientos es un proyecto de vida. La reflexión personal con el apoyo de *coaches*, terapeutas y profesionales de la salud holística es un enfoque real y útil para superar los detonantes comunes. Cuanta más atención prestemos a esa tarea, con paciencia y compasión, más renovaremos nuestra existencia para vivir como realmente queremos. Para la mayoría de las personas, eso significa más alegría, más energía, más conciencia y, en última instancia, más salud. Y todo ese trabajo (desarrollar la conciencia, desenmarañar nuestras complejas relaciones con nuestros hábitos y sustituir los viejos por otros nuevos) nos lleva a lo que más nos entusiasma en Clean: cuidar de nuestra salud para vivir bien, con fuerza.

Moverse y relajarse

El ejercicio y el descanso son dos de las prácticas fundamentales para «vivir Clean» definitivamente. Además, no cuestan nada y pueden suponer enormes beneficios para nuestra salud si les prestamos un poco de atención. En teoría, es sencillo: busca un programa de ejercicios que te guste de los cientos que hay, duerme suficientes horas cada noche y reduce el estrés en tu vida. Todos hemos escuchado esos consejos una y otra vez. Lo cierto es que en contadas ocasiones los ponemos en práctica. Por eso, permíteme que te explique una historia distinta.

El ser humano evolucionó en un entorno muy distinto al actual. Evolucionamos en un mundo en el que nos movíamos mucho, rara vez teníamos acceso a una fuente continuada de alimento, y el estrés crónico era prácticamente un desconocido. Sin embargo, la mayoría de los que vivimos en países desarrollados estamos en un mundo que nuestros antepasados del Paleolítico no podrían ni imaginar, un mundo en el que tenemos acceso permanente a la comida, donde no se precisa demasiado ejercicio para cubrir las necesidades básicas de la vida, y donde el estrés crónico es la norma. En esencia, hemos creado el mundo que nuestros genes siempre habían deseado, un entorno en el que no gastamos energía ante situaciones peligrosas (que rara vez se producen, aunque los genes no lo saben), en el que la comida es abundante y donde tenemos acceso a los medios de comunicación siempre que queremos. Por tanto, resulta lógico preguntarse por qué íbamos a tener dificultades para movernos más, evitar el exceso de comida chatarra y desconectarnos de nuestros juguetes. No es lo que nuestros genes quieren. En lo que respecta a nuestros impulsos genéticos, estamos atravesando la línea de meta y atiborrándonos de un pastel que no se termina nunca.

No obstante, la pregunta continúa ahí: y ahora, ¿qué? Si hemos cruzado la línea de meta y no nos queda nada por hacer, ya está. Fin del juego. Los casos en aumento de enfermedades crónicas lo confirman, como también confirman que nos queda trabajo por hacer. El siguiente paso consiste en volver a la carrera; es decir, volver a movernos más y a descansar más. Estamos hechos para movernos y para relajarnos. Hacer ejercicio y equilibrarlo con etapas de relajación profunda y muchas horas de sueño forman parte de nuestra historia genética. Piensa en el ejercicio y en el descanso como si fuesen parte de nuestra dieta diaria, elementos que están a nuestro alcance cuando lo deseemos.

Lo bueno de «volver a la carrera» es que nos sentimos bien la mayor parte del tiempo. Cuando hacemos ejercicio, quemamos grasa y exceso de peso, producimos endorfinas (que generan la sensación de bienestar y mejoran nuestro estado de ánimo), y desarrollamos fuerza y resistencia. Cuando dormimos las horas suficientes y desconectamos, nos damos tiempo para recargarnos y reflexionar. Tanto el movimiento como la relajación nos ayudan a reducir el estrés en nuestras vidas y a gestionarlo mejor cuando nos ataca.

El mayor reto de volver a la carrera es que con frecuencia intentamos hacer demasiado de golpe. Cuando nos imponemos objetivos poco realistas, como perder diez kilos o transformar nuestro cuerpo por completo en una semana, nos abocamos al fracaso. Y con el fracaso llegan la culpa y la vergüenza, que no son precisamente buenos motivadores para continuar con un programa. Los pequeños hábitos realizados de forma regular dan mejores resultados. Céntrate en la «dosis mínima viable», en la cantidad más pequeña que necesitas para empezar, y continúa con ella durante veintiún días. Por ejemplo, un paseo diario después de cenar o un minuto de concentración en tu respiración pueden asentar los cimientos duraderos de un programa completo de ejercicio o de meditación. La idea es que algo pequeño, cuando se realiza de forma asidua, produce mayores resultados en el futuro.

Cada vez que practiques un pequeño hábito (por ejemplo, meditación, un paseo o una rutina de ejercicios), felicítate. Date una palmadita física en la espalda para celebrarlo. Se trata de un acto modesto, pero ésa es la idea: cuanto más placer encuentres en tu pequeño hábito, más lo practicarás. Después, añade otras prácticas o aumenta el tiempo que les dedicas. Un simple paseo puede convertirse en un programa de correr o en una agradable excursión de un día. Un minuto de meditación puede derivar en un lugar de respiro habitual al que puedes acudir para reducir el estrés y la fatiga.

Sea cual sea el programa de ejercicios o de reducción del estrés que elijas, debes saber que no sólo es una parte integral de «vivir Clean» para siempre, sino también de quién tú eres. Moverse y relajarse son impulsos genéticos, siempre listos para cuando tú estés preparado. Sólo te piden dos cosas: empieza poco a poco, y empieza ya.

Crear comunidad

Las comunidades son lugares en los que personas con ideas afines comparten y crecen desde la perspectiva de los demás. No importa lo inteligente que seas o cuántos libros tienes en tus estanterías: no hay nada como formar parte de un grupo de personas que valoran lo mismo que tú y que pueden ofrecerte consejo cuando te estancas (sobre todo en lo que respecta al viaje hacia el bienestar).

Es muy habitual que la gente intente recuperar la salud y mantenerla por sí sola, sin la ayuda de nadie más. Cuando la temporada de playa se acerca y la motivación es alta, es posible que permanezcas centrado. Sin embargo, ¿qué ocurre cuando tu motivación cambia, o cuando las cosas se complican, o puedes esconderte debajo de capas y capas de ropa? Formar parte de una comunidad de bienestar te brindará apoyo cuando más lo necesites.

Cuando entrevistamos a miembros de nuestra comunidad Clean para este libro, descubrimos que las personas que se declaraban más satisfechas con su salud formaban parte de comunidades fuertes. Las comunidades en línea son especialmente recomendables porque te permiten conectar y aprender de personas de cualquier rincón del mundo. Nuestra comunidad Clean cuenta con más de cincuenta mil miembros de más de cien países. Además, formar parte de una comunidad en línea viva te facilitará el contacto con personas de tu entorno. Muchos miembros de nuestra comunidad afirman que conocieron y contactaron con otros de su misma zona a través de Internet.

Las personas que controlan sus gastos, ahorran y se hacen muy ricas entablan amistad con otras personas que también cuidan de su dinero. Las personas derrochadoras, que nunca ahorran y que malgastan su dinero suelen relacionarse con otras que hacen lo mismo. Nuestra comunidad nos da forma y nos hace mejores o peores. Las personas realmente sanas tienen amigos sanos a los que les gusta hablar de lo que hacen para mantenerse sanos (no de manera obsesiva, sino divertida, lo que refuerza el crecimiento y la concentración).

No importa lo inspirado o disciplinado que seas con tu dieta o tu programa de bienestar: en algún momento te saldrás del camino. Es natural y, de hecho, nos ocurre a todos, incluso a los autores de libros sobre terapias naturales. Sin embargo, muy pocos hablan de ello abiertamente. Nosotros sentimos que la comunidad es una gran parte de la solución.

Desviarse del camino no es malo. Nosotros lo convertimos en algo malo con los sentimientos de vergüenza y culpabilidad, pero lo cierto es que se aprenden muchas lecciones cuando sucede. Aprender esas lecciones por uno mismo puede ser difícil. Formar parte de una comunidad te ayudará a ponerlas en perspectiva y te permitirá encontrar soluciones reales que ya le han dado resultado a otras personas.

Últimos apuntes

Los principios básicos para «vivir Clean» definitivamente son conceptos claros y directos que han funcionado en nuestra comunidad y en nuestro equipo. Dicho esto, no hay verdades absolutas o caminos correctos para todo el mundo. Existen cientos de programas, médicos y «expertos» que nos dicen qué debemos comer y cómo debemos vivir. Sin embargo, nada es más poderoso que la experiencia personal de cada uno de esos principios. Elige los que te funcionen y modifica los que no. Lo más importante es que si algo no te va bien, te mantengas abierto y dispuesto a probar algo nuevo.

Recetas Clean para el intestino

¡Bienvenidos a la cocina Clean! Las siguientes recetas han sido creadas específicamente para el programa por los chefs residentes de Clean. Hemos invertido mucho tiempo en la creación de recetas fáciles de digerir y con un índice glucémico bajo. Nos alegra compartirlas y contribuir a que esta parte del programa sea lo más sencilla y placentera posible.

El programa Clean para el intestino incluye abundantes verduras, carnes y huevos de animales criados en libertad, frutos secos y semillas. No sólo resulta curativo y nutritivo, sino también sabroso.

Esperamos que leas las recetas, experimentes y las hagas tuyas utilizando productos locales y de temporada.

Diviértete, saca tu creatividad y, si necesitas más inspiración, puedes obtener una nueva receta cada semana en tu correo electrónico si te suscribes en <cleangut.com>.

JENNY NELSON y SHANNON SINKIN, chefs

Información básica sobre las recetas

- *Frutos secos*: crudos o tostados, sin sal.
- *Mantequilla de frutos secos o de semillas*: sin edulcorar, sin sal, de frutos crudos o tostados, y orgánicos de ser posible.
- *Leches (no lácteas)*: sin azúcar ni goma xantana.
- *Proteínas en polvo*: de arroz, cáñamo o guisantes; soya no.
- *Hojuelas de coco*: sin azúcar.
- *Agua y leche de coco*: sin azúcar, sin sabores añadidos, ecológico a ser posible.
- *Fresas, frambuesas, moras y arándanos*: silvestres, orgánicos.
- *Caldo*: orgánico, de ser posible casero; véanse nuestras recetas de caldo de huesos de res y caldo de pollo.

Batidos

Durante el programa Clean de veintiún días tomarás un batido en el desayuno. Las recetas de los batidos, auténticos sustitutos de una comida, son ricas en nutrientes y están deliciosas.

En cuanto a los ingredientes, no dudes en utilizar lo que tengas en casa o lo que te resulte más fácil encontrar. Por ejemplo, si no encuentras leche de coco, utiliza leche de almendras. Si no te gusta la mantequilla de almendras, puedes cambiarla por la de anacardos. Si tienes alergia a los frutos secos, utiliza mantequilla de semillas de girasol o *manna* de coco. Muchas de nuestras recetas incluyen frutos secos, pero es perfectamente posible realizar la detoxificación sin utilizarlos. Simplemente, omítelos o sustitúyelos por productos similares.

LECHE DE FRUTOS SECOS BÁSICA (4 tazas)

Esta receta sirve para la leche de almendras que se emplea en varios batidos. Utiliza cualquier tipo de fruto seco o semilla, excepto cacahuetes.

1 taza de frutos secos, puestos a remojo en agua purificada durante 3 horas y escurridos
1 cucharadita de extracto de vainilla
Stevia al gusto
3 tazas de agua purificada

1. Pasar todos los ingredientes por la batidora durante unos 3 minutos.
2. Colar la mezcla con un colador fino o una gasa.
3. Conservar en la nevera. La leche aguanta entre 3 y 4 días.

BATIDO MATUTINO DE BECKY (1 ó 2 raciones)

1 taza de agua purificada
½ taza de leche vegetal
2 tazas de espinacas
Pulpa de ½ aguacate
2 cucharadas de mantequilla de almendras
1 cucharada de proteína en polvo
2 cucharaditas de semillas de lino en polvo
Una pizca de sal de mar
Stevia al gusto
1 cucharadita de algarroba en polvo o cacao puro en polvo (opcional)

Mezclar todos los ingredientes en la batidora hasta obtener una consistencia cremosa.

BATIDO VERDE DE COCO (1 ración)

2 tazas de agua de coco
Pulpa de 1 aguacate maduro
1 taza generosa de espinacas frescas
3 cucharadas colmadas de nueces de la India
Stevia al gusto

Mezclar todos los ingredientes en la batidora hasta obtener una consistencia cremosa.

BATIDO CREMOSO DE ARÁNDANOS (1 ración)

1 ½ taza de coco rallado
½ taza de arándanos frescos o congelados

¼ de taza de mantequilla de almendras orgánicas
1 cucharadita de gel de semillas de chía*
2 tazas de verduras de hoja oscura (espinacas, col, etc.)
Stevia al gusto

* Para preparar el gel de semillas de chía, poner ¼ de taza de semillas en remojo en 1 taza de agua purificada durante un mínimo de 30 minutos y hasta 1 hora. La chía absorbe mucha agua; si el gel llega a espesar demasiado, añadir un poco más de agua. La chía en remojo resulta más fácil de digerir y se mezcla mejor. El gel aguanta 1 semana en la nevera.

Mezclar todos los ingredientes en la batidora hasta conseguir una consistencia homogénea y cremosa (alrededor de 45 segundos).

BATIDO DE FRUTOS SECOS Y CHOCOLATE A LA MENTA
(1 ración)

1 taza de leche de coco
1 cucharada de extracto de vainilla
2 cucharadas de cacao puro en polvo o de algarroba en polvo
2-4 cucharadas de mantequilla de frutos secos (también sirve un
     puñado de frutos secos crudos o tostados)
1 ó 2 cucharadas de clorofila líquida con sabor a menta
Stevia al gusto
1 ó 2 cucharadas de proteína vegetal en polvo (opcional)
1 cucharada de semillas de lino molidas (opcional)

Mezclar todos los ingredientes en la batidora hasta conseguir una consistencia homogénea y cremosa.

BATIDO DE ARÁNDANOS CON COBERTURA DE CHOCOLATE (1 ó 2 raciones)

1 puñado grande de arándanos congelados
1 ó 2 tazas generosas de espinacas frescas
2 cucharadas de mantequilla de almendras
1 cucharada de cacao puro en polvo o de algarroba en polvo
Una pizca de canela en polvo al gusto
1 taza de leche de coco
1 taza de agua de coco o de agua purificada*
Stevia al gusto
1 ó 2 cucharadas de proteína vegetal en polvo (opcional)
1 cucharada de semillas de lino molidas (opcional)

* Puede sustituir el agua de coco por un té verde o una infusión de hierbas.

Mezclar todos los ingredientes en la batidora hasta conseguir una consistencia homogénea y cremosa.

BATIDO DE ALMENDRAS A LA VAINILLA (1 ración)

2 tazas de leche de almendras
1 cucharada de extracto de vainilla
1 cucharada colmada de mantequilla de almendras
1 cucharadita de canela en polvo
½ cucharadita de nuez moscada rallada
1 cucharadita de espirulina en polvo
Una pizca de sal de mar
Stevia al gusto (opcional)

Mezclar todos los ingredientes en la batidora hasta conseguir una consistencia homogénea y cremosa.

BATIDO DE CHOCOLATE Y JENGIBRE (1 ración)

1 taza de leche de almendras y chocolate sin azúcar
1 pieza de jengibre fresco de 1" pelado y cortado fino (recoger el
    jugo que desprenda), o 1 cucharada de jengibre en polvo
½ cucharadita de cardamomo en polvo
1 cucharada colmada de cacao puro en polvo o algarroba en polvo
1 cucharada colmada de mantequilla de almendras o anacardos
    (también vale mantequilla de semillas de girasol sin edulcorar)
1 ó 2 cucharaditas de clorofila líquida o de espirulina en polvo
Stevia al gusto

Mezclar todos los ingredientes en la batidora hasta conseguir
una consistencia homogénea y cremosa.

Sopas y cremas

SOPA DE CALABACITA Y SETAS (de 2 a 4 raciones)

2 cucharadas de aceite de coco
6 tazas de setas troceadas (por ejemplo, champiñones)
1 cebolla roja o amarilla picada
2 dientes de ajo picados o aplastados
1 Calabaza grande cortada en rodajas
1 hoja de laurel
Agua
2 tazas de coliflor picada
Sal de mar al gusto
Pimienta negra recién molida al gusto
1 taza de leche de almendras o 2 cucharadas más de aceite de
    coco, para obtener una consistencia más espesa (opcional)

Romero, salvia, tomillo o perejil frescos picados para adornar (opcional, pero se recomienda)

1. En una olla grande, a fuego medio, fundir el aceite de coco. Añadir las setas y una pizca de sal marina. Saltear hasta que las setas estén doradas (3-4 minutos).

2. Incorporar la cebolla, el ajo y el calabacín, y cocinar 3 ó 4 minutos más.

3. Añadir la hoja de laurel y suficiente agua para cubrir las verduras. Tapar el cazo y llevar a ebullición suave. Bajar el fuego y dejar cocer 12 minutos más.

4. Añadir la coliflor y continuar la cocción hasta que quede tierna.

5. Reducir todo a puré con la batidora hasta obtener una textura cremosa. Para enriquecer el sabor, añadir la leche de almendras o el aceite de coco opcionales.

6. Volver a poner la sopa en el cazo y aderezar al gusto con sal y pimienta.

7. Servir caliente, adornada con hierbas frescas al gusto.

SOPA DE ESPINACAS Y AGUACATE (de 2 a 4 raciones)

2 tazas de leche de coco sin edulcorar*
Jugo de 1 lima o 1 limón
2 aguacates maduros cortados en trozos grandes
2 puñados de espinacas *baby* frescas
¼ de taza de hojas de cilantro frescas
1 diente de ajo
2 cucharadas de chalota picada
Sal de mar al gusto

* Para preparar leche de coco fresca, mezclar con la batidora 1 taza de coco picado sin azúcar con 2 tazas de agua durante 45 segundos. Colar la mezcla con un colador fino o con la ayuda de una gasa. Otra opción es usar

leche de coco envasada, pero es muy fuerte y algunas marcas añaden aditivos. Lee los ingredientes, y en caso de duda prepárala en casa. También puedes utilizar la que venden en cartón. Asegúrate de que no lleve ningún tipo de edulcorante. La leche de coco aguanta varios días en la nevera.

1. Mezclar todos los ingredientes en la licuadora hasta obtener una textura homogénea y cremosa.

2. Adornar con hojas de cilantro, con aguacate picado, con frutos secos o semillas al gusto, y servir muy fría o a temperatura ambiente.

CREMA DE PEPINO Y ENELDO CON HUEVOS DUROS
(2 raciones como plato único o 4 como acompañamiento o entrante)

3 cucharadas de aceite de oliva extra virgen
2 pepinos pequeños, pelados y picados
1 taza de caldo de pollo o vegetal
1 cucharada de eneldo fresco picado o 2 cucharadas de eneldo seco
½ taza de leche de coco (espesa, de lata)
Sal de mar y pimienta negra recién molida al gusto
4 huevos duros pelados

1. Calentar el aceite de oliva en una olla mediana, añadir el pepino y saltear durante unos minutos, hasta que empiece a ponerse tierno.

2. Añadir el caldo y continuar la cocción durante 12 minutos más.

3. Incorporar el eneldo y la leche de coco. Cuando ésta esté caliente, salpimentar al gusto.

4. Cortar cada huevo duro por la mitad y colocar dos mitades en el fondo de los tazones.

5. Servir la crema sobre las mitades de huevo, y adornar con eneldo y granos de pimienta partidos.

6. Servir caliente, aunque en los meses más cálidos también se puede consumir muy fría.

SOPA TAILANDESA DE COCO Y POLLO (de 2 a 4 raciones)

2 ó 3 cucharadas de aceite de coco

2 dientes de ajo picados

½ cebolla roja picada

1 chile jalapeño, sin semillas y picado (utiliza menos cantidad si eres sensible al picante)

2 tazas de leche de coco (de lata o cartón)

4 tazas de caldo vegetal o de pollo

1 pieza de jengibre fresco de 2", pelado y rallado

2 tallos de hierba limón troceados y golpeados con el mango de un cuchillo para extraer el sabor

Jugo y ralladura de 1 lima

3 ó 4 cucharadas de salsa de pescado (Red Boat); empieza con 3 cucharadas y añade más al gusto

1 libra de pechuga de pollo deshuesada cortada muy fina

1 taza de setas picadas, de cualquier variedad

8 tomates cherry cortados en mitades

Un chorrito de stevia (al gusto; empieza con poca cantidad, ya que es muy dulce)

Hojas de cilantro frescas picadas para adornar

Tamari sin trigo al gusto

1. Fundir el aceite de coco en una olla.

2. Añadir el ajo, la cebolla y el jalapeño. Saltear hasta que la mezcla despida aroma (alrededor de 2 minutos).

3. Añadir la leche de coco, el caldo, el jengibre, la hierba limón, la ralladura de lima (reservar el jugo), la salsa de pescado y el pollo.

4. Cocer durante 15 minutos.

5. Incorporar el jugo de lima, las setas, los tomates y la stevia, y cocer 5 minutos más.

6. Servir adornada con cilantro. Añadir un chorrito de *tamari* sin trigo si te gusta más salada.

SOPA DE HAMBURGUESA (de 4 a 6 raciones)

2 cucharadas de aceite de oliva extra virgen
1 cebolla amarilla grande cortada en cuadros
2 dientes de ajo picados
1 calabaza *delicata* o de bellota, pelada y cortada en cuadros
3 zanahorias medianas cortadas en rodajas de 1 cm de grosor
1 taza de setas picadas, de cualquier tipo
4 tazas de caldo de res o vegetal
1 libra de carne de molida de res
1 cabeza de col china con las hojas y los tallos blancos cortados
   en trozos grandes
1 cucharadita de curry en polvo
1 cucharadita de pimentón
¼ de taza de vinagre de sidra de manzana
1 cucharada de *tamari* sin trigo
Sal de mar y pimienta negra recién molida, al gusto

1. Calentar el aceite de oliva a fuego medio en una olla grande.

2. Sofreír la cebolla y el ajo hasta que despidan aroma y estén tiernos. Incorporar la calabaza, las zanahorias, las setas y 2 tazas de caldo.

3. Saltear durante 5 ó 10 minutos más, removiendo con frecuencia, hasta que las verduras empiecen a ponerse tiernas.

4. Mientras tanto, en una sartén grande de hierro fundido, dorar la carne molida. Remover con frecuencia.

5. Incorporar la carne a la olla con la sopa y el resto del caldo, la col china, el curry y el pimentón.

6. Calentar a fuego alto durante 1 minuto. Continuar la cocción a fuego lento.

7. Añadir el vinagre y el *tamari*, y cocer hasta que todas las verduras estén tiernas y empiecen a desmenuzarse, o al menos hasta que estén bien hechas.

8. Salpimentar al gusto y servir caliente.

CREMA DE TOMATES ASADOS (de 2 a 4 raciones)

8 tomates medianos, de cualquier variedad, picados
3 ó 4 dientes de ajo picados
1 cebolla amarilla cortada en trozos grandes
3 cucharaditas de tomillo fresco
3 cucharadas de aceite de oliva extra virgen
Sal marina y pimienta negra recién molida al gusto
3 tazas de caldo vegetal
1 taza de leche de coco
½ cucharadita de pimienta roja en hojuelas (opcional)
10-12 hojas de albahaca fresca picada para adornar (opcional)

1. Precalentar el horno a 205ºC.

2. En una bandeja para horno, mezclar los tomates, el ajo, la cebolla, el tomillo y el aceite de oliva. Salpimentar al gusto.

3. Hornear hasta que los tomates, el ajo y la cebolla empiecen a caramelizarse (alrededor de 50 minutos). Remover de vez en cuando para evitar que se quemen.

4. Pasar el contenido de la bandeja a una olla (incluir los jugos del asado).

5. Añadir el caldo, tapar y llevar a ebullición.

6. Reducir el fuego al mínimo y cocer durante 30 minutos.

7. Retirar la olla del fuego. Mezclar por tandas con la batidora (cuando se haya enfriado un poco) hasta obtener una consistencia homogénea.

8. Añadir la leche de coco y las hojuelas de pimienta roja (opcionales).

9. Recalentar antes de servir adornada con albahaca.

SOPA DE PESCADO AL CURRY (de 2 a 4 raciones)

2 chirivías pequeñas, peladas y picadas

3 cucharadas de aceite de oliva extra virgen

1 cebolla amarilla picada

3 dientes de ajo picados

1 bulbo de hinojo en rodajas finas

2 poros (las partes blancas en rodajas finas, sin la parte verde)

2 tallos de apio en trozos pequeños

2 tazas de agua

1 taza de caldo de pollo o vegetal

1 cucharada colmada de curry

1 libra de pescado blanco sin espinas, como merluza, bacalao o mero, troceados

2 tazas de leche de coco

½ taza de anchoas, al natural, en aceite o frescas

½ cucharadita de sal de mar, o al gusto

½ cucharadita de pimienta negra recién molida al gusto

1. En una olla mediana, cubrir las chirivías con agua, llevar a ebullición y cocer hasta que estén tiernas. Retirar la olla del fuego, escurrir las chirivías y reservar.

2. Mientras, en una olla grande, calentar el aceite de oliva y saltear la cebolla, el ajo, el hinojo, los puerros y el apio a fuego medio. Remover con frecuencia hasta que las verduras estén tiernas y las cebollas empiecen a dorarse.

3. Añadir 2 tazas de agua, el caldo y el curry.

4. Llevar a ebullición, bajar el fuego, tapar y cocer entre 8 y 10 minutos (hasta que las verduras estén bien hechas).

5. Añadir el pescado troceado. Cuando pierda el brillo, añadir la leche de coco, las anchoas y las chirivías cocidas.

6. Cocer entre 6 y 8 minutos, hasta que todos los ingredientes estén calientes.

7. Salpimentar y servir caliente. Si se desea, adornar cada tazón con un chorrito de aceite de oliva y un poco más de curry.

SOPA DE CALABAZA AL CURRY (de 2 a 4 raciones)

2 tazas de calabaza pelada, cortada en cuadros

De 2 a 4 cucharadas de aceite de oliva extra virgen, y un poco más para asar

Sal marina

1 cebolla amarilla picada en trozos grandes

3 dientes de ajo picados

2 cucharadas de jengibre fresco picado

1 lata de puré de calabaza de 15 ó 16 onzas

2 tazas de caldo vegetal o de pollo

1 taza de leche de coco

1 cucharada colmada de curry

Una pizca de pimienta de cayena

Jugo de 1 lima, o al gusto

Cebollín picado u hojas de cilantro frescas para adornar (opcional)

1. Precalentar el horno a 230ºC.

2. En una bandeja para horno, mezclar la calabaza con un chorrito de aceite de oliva y sal al gusto.

3. Asar hasta que los trozos de calabaza estén tiernos y muy dorados (aproximadamente 30 minutos). Reservar.

4. Mientras, calentar el aceite de oliva a fuego medio-bajo en una olla.

5. Saltear la cebolla y el ajo, removiendo con frecuencia, durante 8-10 minutos.

6. Añadir el jengibre y continuar salteando y removiendo hasta que todos los ingredientes estén tiernos y dorados. No interesa que el ajo y el jengibre se endurezcan; por tanto, mantener el fuego bajo y vigilar mientras se remueve.

7. Incorporar el puré de calabaza, el caldo, la leche de coco, el curry y la cayena. Remover unas cuantas veces y dejar que la mezcla se haga a fuego lento durante 20 minutos más.

8. Añadir la calabaza asada y unos chorros de jugo de lima, al gusto.

9. Cuando todos los ingredientes estén calientes y bien hechos, servir en tazones.

10. Adornar con cebollín o cilantro si se desea.

Platos con pescado

MERO AL PESTO DE CÁÑAMO (4 raciones)

½ taza de semillas de cáñamo

1 diente de ajo picado

Jugo de ½ limón

½ taza de hojas de albahaca frescas

1 ó 2 cucharaditas de sal de mar

Pimienta negra recién molida al gusto

¼ de taza de aceite de oliva extra virgen

1 libra de mero o cualquier pescado salvaje de agua fría, cortado en 4 filetes

2 limones cortados en rodajas finas

2 puñados grandes de hojas de lechuga aderezados con jugo de
limón fresco

1. Precalentar el horno a 180ºC.

2. Preparar el pesto. Poner las semillas de cáñamo, el ajo y la albahaca en el vaso de la batidora y picar.

3. Añadir el jugo de limón, la sal y la pimienta. Continuar procesando mientras incorpora el aceite de oliva. Para este plato, es mejor que el pesto quede espeso; añadir sólo el aceite necesario para obtener un puré.

4. Una vez preparada la salsa al pesto, reservar.

5. Aderezar los filetes de pescado con un poco de aceite de oliva. Salpimentar al gusto. Cubrir cada filete con rodajas de limón.

6. Colocar los filetes en una bandeja para horno forrada con papel de hornear, o ligeramente engrasada. Hornear entre 10 y 25 minutos, hasta que el pescado esté bien hecho (comprobar con un tenedor).

7. Repartir las hojas de lechuga en cuatro platos y aderezarlas con jugo de limón.

8. Colocar un filete de mero en cada plato.

9. Cubrir cada filete con el pesto.

10. Servir caliente.

PESCADO HERVIDO PICANTE CON HIERBAS AROMÁTICAS (2 raciones)

½ ramita de cilantro fresco
½ ramita de perejil fresco
10 dientes de ajo
1 limón cortado en rodajas
3 chiles serranos sin semillas picados
media libra de mero u otro pescado en filetes (también vale salmón)

1 cucharadita de sal de mar

½ cucharadita de pimienta negra recién molida

Líquido de cocción

1 taza de aceite de oliva extra virgen

1 taza de agua

1 cucharadita de sal marina

¼ de pimienta negra recién molida

½ cucharadita de pimentón

½ cucharadita de pimienta de cayena (opcional)

1. Colocar las ramitas de cilantro y perejil en el fondo de una olla con tapa.

2. Repartir por encima los dientes de ajo, las rodajas de limón y los chiles picados.

3. Salpimentar el pescado y ponerlo encima de la mezcla anterior, en una sola capa. Reservar.

4. Para preparar el líquido de cocción, batir en un tazón pequeño el aceite de oliva, el agua, la sal, la pimienta, el pimentón y la cayena (opcional).

5. Verter el líquido sobre el pescado.

6. Llevar a ebullición el contenido de la olla, tapar y bajar el fuego.

7. Cocer durante 5 minutos, retirar la tapa y subir el fuego a medio-alto.

8. Cocinar el pescado hasta que se reduzca el líquido de cocción (aproximadamente 15 minutos).

9. Servir caliente con el resto de la salsa repartida sobre el pescado.

SUSHI DE SALMÓN SIN ARROZ (2 raciones)

media libra de filete de salmón silvestre (en conserva también vale, pero el fresco es mejor)

1 cebollín picado

1 aguacate pequeño aplastado

½ lámina de *nori* desmenuzada (opcional, pero recomendable)

Tamari sin trigo al gusto

1 pepino cortado en rodajas de 1" de grosor (se puede pelar o
dejar la piel)

Jengibre en vinagre sin edulcorar (opcional)*

* Busca una marca sin conservantes, colorantes ni glutamato monosódico.

1. Cocer el salmón en 1" de agua, aproximadamente 2 minutos
por cada lado (dependerá del grosor del filete). También se puede
preparar a la plancha (la misma cantidad de tiempo).

2. Retirar las espinas y desmenuzar el salmón.

3. En un tazón, aplastar el salmón, el cebollín, el aguacate, el
nori y el tamari, y mezclar bien.

4. Con un cuchillo afilado, retirar la zona central con semillas
de cada rodaja de pepino de manera que queden aros.

5. Rellenar cada aro con la mezcla de salmón.

6. Servir con jengibre en vinagre y un poco más de *tamari* si se
desea.

MERLUZA CON LIMÓN Y MOSTAZA (de 2 a 4 raciones)

1 libra de filetes de merluza (o bacalao, o cualquier otro pescado
blanco suave)

1 ó 2 cucharadas de mostaza de Dijon

2 cucharadas de aceite de coco fundido y un poco más para engrasar la bandeja para el horno

1 taza de harina de almendras

1 puñado pequeño de hojas de perejil frescas picadas

Jugo y ralladura de 1 limón

Sal de mar al gusto

1. Precalentar el horno a 180ºC.

2. Engrasar una bandeja para el horno con aceite de oliva o de coco.

3. Colocar el pescado en la bandeja, en una sola capa.

4. Repartir una capa fina de mostaza sobre el pescado y reservar.

5. En un tazón pequeño, mezclar el aceite de coco fundido, la harina de almendras, el perejil, el jugo y la ralladura de limón. Salar al gusto.

6. Cubrir el pescado con la mezcla anterior.

7. Hornear sin tapar durante 12 minutos o hasta que el pescado esté opaco y laminado.

8. Servir caliente.

MERO ENVUELTO EN TOCINO DE PAVO (2 raciones)

2 filetes de mero medianos
1 puñado de ramitas de romero fresco sin los tallos
Jugo y ralladura de 1 limón
Pimienta negra recién molida al gusto
4 lascas de tocino de pavo de granja, sin edulcorar
Aceite de oliva extra virgen

1. Precalentar el horno a 205ºC.

2. Aderezar el pescado con el romero, el jugo y la ralladura de limón, y la pimienta. Reservar.

3. Colocar el tocino en una tabla de cocina (2 lascas juntas).

4. Disponer un filete de pescado en cada par de lascas de tocino y enrollar.

5. En una bandeja grande para el horno, verter un chorro de aceite de oliva y añadir los rollitos de pescado y tocino de pavo. No se le da la vuelta; el lado que queda hacia arriba es el lado por el que se sirve.

6. Hornear el pescado durante 10 o 15 minutos, hasta que esté cocido y el tocino quede crujiente.

7. Servir caliente con un poco de pimienta negra recién molida.

ENSALADA DE SALMÓN (de 2 a 4 raciones)

2 latas de salmón silvestre de 6 a 8 onzas, o salmón sobrante de filetes utilizados para otra receta (los restos que tengas a mano)

2 ramas de apio cortadas en cuadros

1 cebolla roja o morada pequeña, picada

4 cebollines picados

6 cucharadas de mayonesa (asegúrate de que está elaborada con huevos, no con soja)

2 cucharadas de *miso*

1 cucharada colmada de mostaza de Dijon

2 cucharaditas de eneldo fresco picado

Sal de mar y pimienta negra recién molida, al gusto

1. Mezclar todos los ingredientes en un tazón mediano.
2. Servir sobre hojas de lechuga, como un paquetito, o sobre un lecho de verduras mixtas como alternativa deliciosa a las mezclas con atún.

FISH AND CHIPS (de 2 a 6 raciones)

2 calabacitas redondas, o 1 calabaza

2 cucharadas de aceite de oliva extra virgen

Sal de mar y pimienta negra recién molida, al gusto

½ taza de harina de almendras

½ cucharadita de chile en polvo

2 filetes de pescado blanco de agua fría, sin espinas (por ejemplo, merluza o bacalao)

1 clara de huevo

1. Precalentar el horno a 230ºC.

2. Cortar las calabacitas o la calabaza en cuñas. La piel es deliciosa y nutritiva: recomiendo dejarla, pero si lo prefieres puedes pelarlos.

3. En una bandeja grande para el horno, mezclar las cuñas de calabacita con el aceite de oliva, la sal y la pimienta. Cuando estén bien impregnadas, repartirlas en una capa uniforme.

4. Hornear durante 20 minutos, dar la vuelta a las cuñas y continuar el horneado durante 15 ó 20 minutos más (hasta que estén tiernas y doradas). Retirar del horno.

5. Preparar el pescado mientras se hornean las cuñas. En un tazón pequeño, mezclar la harina de almendras con el chile en polvo.

6. En otro tazón pequeño, batir la clara de huevo con un tenedor o unas varillas.

7. Rebozar el pescado con la clara de huevo y después con la harina de almendras; agitar un poco los filetes para desprender el exceso de harina, pero deben quedar bien cubiertos.

8. Colocar los filetes en una bandeja para horno engrasada (una limpia, no la utilizada para las cuñas de calabacita).

9. Hornear durante 10 ó 15 minutos, hasta que el pescado esté tierno y dorado.

10. Servir con las cuñas de calabacín.

Platos con carne de ave

CALDO DE POLLO

1 pollo entero de granja (si es posible, con los órganos, las patas, las mollejas, etc.) o 1-1.5 kilos de piezas de pollo con hueso (cuello, espalda, pechugas y alas; es importante utilizar pollo de granja, ya que los de cría intensiva no aportan los mismos beneficios nutricionales)

3.5 litros de agua filtrada

2 cucharadas de vinagre de sidra de manzana

1 cebolla roja, morada o amarilla grande, cortada en trozos

2 zanahorias, sin pelar si son orgánicas, cortadas en trozos

3 ramas de apio cortadas en trozos

1 manojo mediano de perejil

8 ó 10 ramitas de romero (atadas junto al perejil)

1. Si se utiliza un pollo entero, separar las alas y el cuello, y cortarlo en varias piezas para que resulte más fácil manipularlo.

2. Poner el pollo en una olla grande con el agua, el vinagre de sidra de manzana y todas las verduras, excepto las hierbas. Dejar reposar durante 60 minutos.

3. Llevar a ebullición y retirar la espuma que se vaya formando en la superficie.

4. Bajar el fuego, tapar y dejar cocer de 6 a 8 horas. Cuanto más dure la cocción, más sabroso será el caldo.

5. Añadir el manojo de hierbas cuando falte una hora de cocción.

6. Retirar el pollo con una espumadera. Si queda carne cocida pegada a los huesos, dejar que se enfríe y retirarla para utilizar en otras recetas (ensalada de pollo, sopas, guisos, etc.).

7. Colar el caldo y guardarlo en la nevera hasta que la grasa suba a la superficie. Retirarla y desecharla.

8. Guardar el caldo en tarros de cristal, en la nevera, o en el congelador en cubiteras.

PASTEL DE POLLO (de 4 a 6 raciones)

3 cucharadas de aceite de coco

3 ó 4 echalotes picados

1 taza de zanahoria rallada

2 ramas de apio picadas

6 dientes de ajo picados, repartidos en dos montones iguales

2 ó 3 pechugas de pollo deshuesadas, cortadas en cuadros

1 taza de chícharos frescos o congelados

2 tazas de caldo de pollo (es posible que necesites más, pero empieza con esta cantidad)

Sal marina y pimienta negra recién molida, al gusto

½ cebolla roja o morada picada

1 ½ taza de nueces de la India crudos, puestos en remojo de 4 a 6 horas y escurridos

½ cucharadita de pimienta de cayena

1 cucharadita de pimentón ahumado (opcional)

Costra

1 ½ taza de harina de almendras peladas

½ taza de semillas de girasol crudas

1 cucharada de hierbas secas (salvia, romero, tomillo o cebollino; también valen frescas, en cuyo caso se utiliza una cantidad un poco mayor)

1 cucharadita de ajo en polvo

½ cucharadita de sal de mar

1 cucharada de aceite de oliva extra virgen

1 cucharada de agua

1. Calentar 2 cucharadas del aceite de coco en una sartén grande a fuego medio-alto.

2. Añadir las chalotas y saltearlas durante 5 minutos o hasta que estén transparentes.

3. Incorporar la zanahoria, el apio y la mitad del ajo picado, y saltear de 3 a 5 minutos más o hasta que las zanahorias empiecen a ponerse tiernas.

4. Añadir el pollo y sofreír hasta que desaparezca casi por completo el tono rosado de la carne.

5. Incorporar los guisantes y ½ taza de caldo de pollo.

6. Continuar con la cocción hasta que las verduras estén tiernas y el pollo esté bien hecho.

7. Salpimentar al gusto y reservar.

8. En una sartén mediana, calentar la cucharada restante de aceite de coco a fuego medio-alto.

9. Añadir la cebolla roja y saltear de 5 a 8 minutos.

10. Incorporar la otra mitad del ajo y saltear durante 3 minutos más. Retirar del fuego.

11. Reducir a puré con la batidora la mezcla de cebolla, los anacardos, 1 ½ taza de caldo de pollo, la pimienta de cayena y el pimentón (opcional).

12. Incorporar esta mezcla a la sartén grande con el pollo y las verduras, y calentar todo a fuego medio hasta que espese (alrededor de 5 minutos).

13. Si es necesario, añadir más caldo y remover con frecuencia.

14. Salpimentar al gusto y pasar la mezcla a una bandeja para horno ligeramente engrasada.

15. Precalentar el horno a 180ºC.

16. Para preparar la costra, mezcla con la batidora la harina, las semillas de girasol, las hierbas, el ajo en polvo, sal, aceite de oliva y agua.

17. Amasar la costra sobre una tabla de cocina ligeramente enharinada (con harina sin gluten) o sobre una lámina de papel de hornear (resulta práctica para pasar la masa a la bandeja para horno).

18. Disponer la masa sobre la mezcla de pollo.

19. Hornear durante 20 minutos o hasta que la costra esté dorada.

PAVO CON CHILE (de 4 a 6 raciones)

2 cucharadas de aceite de coco

1 libra de carne picada de pavo

1 cebolla amarilla, morada o roja cortada en cuadros

1 calabaza pequeña pelada y cortada en cuadros

2 dientes de ajo picados

1 pimiento rojo cortado en cuadros

2 calabacitas cortadas en cuadros

2 cucharadas de chile en polvo (un poco más si te gusta el picante)

1 ½ cucharada de comino molido

1 cucharada de pimentón

1 cucharadita de canela en polvo

1 cucharada de cacao puro en polvo

24 onzas de tomates orgánicos

Sal de mar y pimienta negra recién molida, al gusto

1. Calentar el aceite de coco en una olla a fuego medio-alto.

2. Añadir el pavo y saltear hasta que esté dorado. Incorporar la cebolla y la calabaza; saltear hasta que quede tierna (de 5 a 10 minutos). Remover con frecuencia para evitar que se peguen.

3. Agregar el ajo, el pimiento rojo y el calabacín.

4. Saltear 3 minutos más.

5. Añadir el chile, el comino, el pimentón, la canela y el cacao, y continuar la cocción hasta que las especias despidan su aroma (alrededor de 2 minutos). A continuación, incorporar la salsa de tomate y dejar cocer de 10 a 15 minutos más.

6. Servir caliente.

SALTEADO DE POLLO CON ALMENDRAS Y LIMA
(2 raciones)

2 ó 3 cucharadas de aceite de oliva extra virgen o aceite de coco

1 pieza de jengibre fresco de 5 cm, pelada y picada

2 dientes de ajo picados

1 cebolla roja o morada cortada en rodajas finas

2 zanahorias medianas peladas y cortadas finas en diagonal

2 pechugas de pollo pequeñas, deshuesadas, cortadas en cuadros o en tiras

1 manojo pequeño de acelgas (de 8 a 12 tallos) cortadas en trozos no muy pequeños

2 cucharadas de *tamari* sin trigo

Jugo de 2 limas, o al gusto

1 taza de almendras crudas o tostadas, sin sal

Sal marina y pimienta negra recién molida, al gusto (opcional)

1. Precalentar una sartén grande o un *wok* a fuego alto. Cuando esté caliente, añadir un chorro de aceite de oliva o de coco y mover el recipiente para impregnar el fondo.

2. Saltear el jengibre, el ajo, la cebolla y las zanahorias hasta que estén tiernos.

3. Incorporar el pollo y cocer hasta que se dore.

4. Añadir las acelgas, el *tamari*, las almendras y el jugo de lima al gusto. Remover constantemente.

5. Cuando las verduras estén blandas y el pollo dorado y tierno, el plato está listo para servir.

6. Adornar con cebollines picados finamente u hojas de cilantro fresco y salpimentar si se desea.

PATO AL CURRY (2 raciones)

2 cucharaditas de sal de mar

4 dientes de ajo picados

1 cucharadita de comino

2 cucharadas de curry

2 cucharadas de aceite de oliva extra virgen

2 pechugas de pato deshuesadas (si lo prefieres, sustitúyelas por pechugas de pollo)

1. Mezclar en un tazón la sal, el ajo, el comino, el curry y el aceite de oliva.

2. Cubrir bien las pechugas de pato con la mezcla anterior.

3. Taparlas y ponerlas a marinar toda la noche, o al menos 60 minutos, en la nevera (cuanto más tiempo, mejor).

4. Precalentar el horno a 230ºC.

5. Poner la carne en una bandeja para horno ligeramente engrasada y asar durante 10 minutos, o hasta que esté tierna.

6. Servir sobre un lecho de col o acelgas al vapor, o de berros, por ejemplo.

ALITAS DE POLLO AGRIDULCES (2 raciones)

3 dientes de ajo picados finamente o 2 cucharaditas de ajo en polvo
Stevia al gusto (con muy poca es suficiente)
2 cucharaditas de pimentón
1 cucharada de *tamari* sin trigo
2 cucharaditas de kétchup sin edulcorantes
4 alitas de pollo (o muslos o pechugas, si lo prefieres)

1. En una bandeja para horno que permita colocar el pollo en una sola capa, mezclar el ajo, la stevia, el pimentón, el *tamari* y el kétchup.

2. Impregnar las piezas de pollo con la mezcla anterior haciéndolas rodar por encima hasta que queden bien cubiertas. Ponerlas a marinar en la nevera entre 20 y 60 minutos.

3. Precalentar el horno a 190ºC.

4. Colocar el pollo y el adobo en la bandeja para horno. Hornear entre 45 y 60 minutos (dar la vuelta a las piezas una vez), hasta que la carne esté tierna.

5. Servir con el resto del adobo, si se desea.

MUSLOS DE POLLO A FUEGO LENTO (2 raciones)

2 muslos de pollo
1 cucharadita de sal de mar
½ cucharadita de pimienta negra recién molida
1 cucharadita de semillas de hinojo molidas
2 cucharadas de aceite de coco
2 dientes de ajo picados
2 tazas de caldo de pollo (se puede utilizar caldo de huesos de res
    o de pollo; véanse recetas en las páginas 179 y 195)
1 bulbo de hinojo cortado en cuartos
1 taza de calabacita cortada en cuadros
Sal de mar
8 hojas de albahaca fresca picadas

1. Esperar a que los muslos de pollo estén a temperatura ambiente.

2. Aderezar con la sal, la pimienta y las semillas de hinojo molidas.

3. En una sartén grande a fuego medio-alto, fundir el aceite de coco.

4. Incorporar el pollo con la piel hacia abajo y cocinar de 5 a 8 minutos, hasta que la piel se dore.

5. Dar la vuelta al pollo y añadir el ajo. Saltear hasta que la mezcla desprenda aroma y añadir el caldo. Tapar y dejar cocer durante 25 minutos.

6. Añadir el hinojo y la calabacita, tapar de nuevo y continuar la cocción hasta que los ingredientes estén tiernos.

7. Aderezar con sal marina y añadir la albahaca inmediatamente antes de servir.

8. Repartir el caldo y las verduras sobre cada pieza de pollo.

POLLO AL AJO Y LIMÓN (4 raciones)

1 limón cortado en cuartos

5 ó 6 ramitas de romero fresco machacadas un poco con un cuchillo o en un mortero para liberar el sabor

4 cucharadas de aceite de oliva extra virgen

2 dientes de ajo picados

Sal de mar

Pimienta negra recién molida

4 pechugas de pollo sin piel ni hueso

3 zanahorias peladas y cortadas en trozos

2 chirivías medianas peladas y cortadas en tiras (cuanto más finas sean, más rápido se harán)

1. Exprimir sobre un tazón el limón. Añadir el romero, el aceite de oliva, el ajo, una pizca de sal y otra de pimienta, y los trozos de limón ya exprimidos. Reservar.

2. Cortar las pechugas de pollo en 4 piezas cada una. Incorporarlas al adobo e impregnarlas bien. Verás que la carne empieza a curarse por efecto del jugo de limón (se pone blanca). Dejar la carne en el adobo durante 60 minutos, como mínimo (mejor varias horas). Guardar en la nevera.

3. Precalentar el horno a 220ºC.

4. Mezclar las zanahorias, las chirivías y todo el contenido del tazón con el adobo, junto con el pollo, en una bandeja para el horno ligeramente engrasada.

5. Asar durante 40 ó 50 minutos; comprobar de vez en cuando cómo va la cocción, ya que las temperaturas de los diferentes hornos y los tiempos de cocción pueden variar. Asegurarse de que el pollo está bien hecho y de que las chirivías están tiernas.

6. Servir caliente.

COL TIERNA CON POLLO (2 raciones)

1 pechuga de pollo deshuesada
½ ó 1 cucharadita de sal de mar
1 cucharada de aceite de coco
2 dientes de ajo picados
1 chalota grande cortada en rodajas finas
2 cucharaditas de alcaparras
2-4 tazas colmadas de col (de cualquier variedad), sin tallos y
  cortada en trozos grandes
Jugo de ½ limón
¼ de taza de aceitunas negras sin hueso, picadas (de cualquier
  tipo, las de Kalamata quedan bien)
Un chorrito de aceite de oliva extra virgen

1. Cortar la pechuga de pollo en tiras finas y salar ligeramente.
Reservar.
2. Fundir el aceite de coco en una sartén a fuego medio-alto. Es
importante mantener el punto óptimo de calor para que el pollo
no se pegue.
3. Añadir las tiras de pollo. Freír durante 1 minuto y darles la
vuelta.
4. Incorporar el ajo, la chalota y las alcaparras. Combinar todos
los ingredientes.
5. Saltear durante 1 ó 2 minutos más. Añadir la col.
6. Verter el jugo de limón sobre la col, remover ligeramente y
tapar la sartén.
7. Cocer hasta que la col esté tierna (2-3 minutos).
8. Añadir las aceitunas, un chorrito de aceite de oliva y una pizca de sal.
9. Servir caliente.

CHULETAS DE CORDERO CON ROMERO Y ESPÁRRAGOS
(4 raciones)

230 gr. de espárragos
½ cucharadita de sal marina
1 cucharada de aceite de oliva extra virgen
1 puñado pequeño de hojas de romero frescas, picadas
2 dientes de ajo picados
1 cucharada de mostaza de Dijon
4 chuletas de cordero o un costillar de cordero

1. Cortar las bases de los tallos de los espárragos. Si se prefiere, se puede utilizar un pelador de vegetales para quitar alrededor de 1" de la parte verde, dura y fibrosa de la base.

2. Poner 3" de agua, aproximadamente, en una olla y añadir sal. Llevar a ebullición.

3. Escalfar los espárragos en el agua durante tres minutos, aproximadamente, o hasta que estén tiernos pero no blandos (al dente). Escurrir y reservar.

4. Preparar una pasta con el aceite de oliva, el romero, el ajo y la mostaza de Dijon. Untar las chuletas de cordero con la pasta.

5. Preparar las chuletas a la parrilla, salteadas o a la plancha a fuego alto durante 3 ó 4 minutos por cada lado, hasta que queden en su punto. Retirar del fuego.

6. Colocar los espárragos y las chuletas en una bandeja y servir.*

* Para darle un delicioso toque adicional, asar unos dientes de ajo en una bandeja pequeña de horno a 180°C durante 30 minutos y servir con las chuletas.

TACOS DE CORDERO (4 raciones)

2 cucharadas de aceite de coco
4 onzas de carne molida de cordero
1 calabacita mediana, cortada en cuadros
¼ de taza de cebolla roja o morada picada
1 diente de ajo picado
1 cucharada de aderezo para tacos o fajitas
Sal de mar al gusto
Lechuga romana (para envolver los tacos) u obleas de arroz integral
1 ó 2 cucharadas de hojas de cilantro fresco, picadas
Guacamole preparado con antelación
Brotes frescos de cualquier tipo para adornar (opcional)

1. Calentar una sartén grande a fuego medio.

2. Fundir el aceite de coco en la sartén y esperar a que empiece a humear ligeramente.

3. Incorporar la carne molida y remover hasta que se dore.

4. Añadir la calabacita, la cebolla, el ajo y el aderezo para tacos. Remover bien para mezclar todos los ingredientes y saltear hasta que la carne esté bien hecha y las verduras queden tiernas.

5. Añadir sal al gusto.

6. Disponer unas hojas de lechuga u obleas en una bandeja.

7. Repartir la carne con verduras sobre las hojas o las obleas y espolvorear con el cilantro.

8. Acompañar con el guacamole al gusto y adornar con los brotes (opcional).

CALABACITAS RELLENAS DE CORDERO Y SALSA DE *TAHINA* (de 2 a 4 raciones)

3 calabacitas entre medianas y grandes
1 cucharada de aceite de coco
1 cebolla roja o morada pequeña picada finamente
2 dientes de ajo picados
½ taza de piñones
¼ de taza de aceitunas griegas sin hueso, picadas
1 cucharadita de pimentón (mejor si es ahumado)
1 cucharada de comino molido
1 cucharadita de canela en polvo
1 libra de carne molida de cordero
Sal de mar al gusto
3 cucharadas de aceite de oliva extra virgen

Salsa de tahina
2 dientes de ajo
Jugo de 2 limones pequeños
½ taza de *tahina*
¼ de taza de mantequilla de anacardos (opcional, el plato queda
    un poco más dulce)
Sal de mar al gusto

1. Precalentar el horno a 190ºC.

2. Cortar cada calabacita por la mitad, a lo largo, y retirar con cuidado las semillas y la máxima cantidad posible de carne, de manera que la piel quede intacta. Reservar.

3. Calentar el aceite de coco en una sartén grande a fuego medio-alto.

4. Sofreír la cebolla y el ajo hasta que estén tiernos y empiecen a caramelizarse.

5. Añadir los piñones, las aceitunas, el pimentón, el comino y la canela.

6. Saltear durante 2 minutos.

7. Incorporar la carne de cordero y continuar la cocción hasta que quede dorada.

8. Retirar la sartén del fuego y salar al gusto.

9. Utilizar el aceite de oliva para engrasar una bandeja para horno y distribuir los calabacines con la parte abierta hacia arriba.

10. Llenar las calabacitas con la mezcla de cordero.

11. Hornear durante 25 ó 30 minutos.

12. Mientras tanto, preparar la salsa de *tahina*.

13. Picar el ajo en la picadora, incorporar el jugo de limón, la *tahina* y la mantequilla de anacardos (opcional), y procesar hasta obtener una pasta homogénea. Si se prefiere que la salsa sea menos densa, añadir pequeñas cantidades de agua caliente hasta conseguir la consistencia deseada.

14. Cuando los calabacines estén listos, retirar del horno y servir con la salsa de *tahina* por encima.

PASTEL DE CARNE Y VERDURAS (4 raciones)

Capa superior
1 coliflor mediana (sin los tallos)
1 ó 2 dientes de ajo picados
2 cucharadas de aceite de coco fundido
¼ de taza de leche de almendras, arroz o coco
Sal de mar y pimienta negra recién molida al gusto
Cebollines u otras hierbas frescas picadas, al gusto (opcional)

Relleno de carne
3 cucharadas de aceite de coco
1 cebolla roja, morada o amarilla mediana, picada

2 dientes de ajo picados

6 onzas de setas *baby* bella o *crimini*, fileteadas

1 zanahoria grande, pelada y picada (puedes dejarla sin pelar si es orgánica)

1 rama de apio cortada en trozos no muy pequeños

1 libra de carne molida de res*

1 cucharada de harina de coco o de almendras

¾ de taza de caldo de pollo, vegetal o de setas, o caldo de huesos de res (véase receta en la página 195)

1 cucharada de tomillo fresco picado o 1 cucharadita si es seco

1 cucharada de hojas de perejil fresco, picadas y romero

2 cucharadas de *tamari* sin trigo

Sal de mar y pimienta negra recién molida, al gusto

* También se puede preparar con cordero o con lentejas; dependerá de tus preferencias.

1. Precalentar el horno a 205ºC.

2. Preparar la capa superior del pastel. Cocer al vapor la coliflor hasta que esté tierna.

3. Mezclar la coliflor con el ajo y el aceite de coco en la batidora hasta conseguir una textura homogénea.

4. Añadir la leche poco a poco sin que la mezcla pierda su consistencia espesa.

5. Salpimentar al gusto y añadir las hierbas (opcional).

6. Reservar la mezcla.

7. Para elaborar el relleno de carne, calentar el aceite de coco a fuego medio en una sartén grande.

8. Añadir la cebolla y sofreír hasta que quede transparente. A continuación, incorporar los ajos, las setas, la zanahoria y el apio.

9. Saltear hasta que las verduras empiecen a ponerse tiernas.

10. Añadir la carne y saltear durante 5 ó 10 minutos más, o hasta que la carne empiece a dorarse.

11. Agregar la harina de coco o almendras, el caldo, el tomillo, el romero y el perejil.

12. Bajar el fuego y dejar cocer, removiendo de vez en cuando, durante 5 minutos más o hasta que el líquido se haya reducido un poco y empiece a espesar.

13. Incorporar el *tamari* al final.

14. Salpimentar al gusto.

15. Repartir la carne y las verduras en una cazuela.

16. Extender la coliflor en puré sobre la mezcla anterior, formando una capa.

17. Hornear durante 35 minutos y servir caliente.

BISTEC DE FALDA DE COSTILLAR CON ESPECIAS
(2 raciones)

2 cucharadas de vinagre de sidra de manzana
3 cucharadas de chile en polvo
2 cucharaditas de comino molido
1 cucharada de ajo en polvo
½ cucharadita de pimiento rojo en hojuelas
½ cucharadita de jengibre fresco picado
1 bistec de falda de costillar grande o 2 pequeños

1. Mezclar en un tazón pequeño el vinagre, el chile, el comino, el ajo en polvo, las hojuelas de pimiento y el jengibre.

2. Frotar la carne con esta mezcla por ambos lados.

3. Preparar la carne a la parrilla como se prefiera (poco hecha, medio hecha o muy hecha).

4. Servir el filete entero o cortarlo en tiras finas y servirlo sobre verduras salteadas (espinacas, col, acelgas o col china, por ejemplo).

SALTEADO DE RES (8 raciones)

2 cucharadas de aceite de coco
1 cebolla amarilla cortada en trozos grandes
1 diente de ajo picado
1 libra de carne molida orgánica de res
2 cucharaditas de pimentón
2 cucharaditas de jengibre fresco picado
1 manojo pequeño de col china
2 espinacas muy apretadas
6 cucharadas de *tamari* sin trigo
Sal marina y pimienta negra recién molida, al gusto

1. Fundir el aceite de coco en una sartén grande a fuego alto. Bajar el fuego a medio y añadir la cebolla y el ajo. Sofreír, removiendo con frecuencia, hasta que la cebolla esté tierna y dorada (entre 4 y 8 minutos).

2. Incorporar la carne, el pimentón y el jengibre, y remover con frecuencia.

3. Transcurridos de 6 a 8 minutos, añadir las verduras, bajar el fuego y tapar.

4. Cocer 4 minutos más y retirar la tapa; remover varias veces para mezclar bien todos los ingredientes, y si a las verduras les falta un poco, volver a tapar y prolongar la cocción entre 2 y 4 minutos más.

5. Retirar del fuego cuando las verduras estén brillantes y tiernas.

6. Salpimentar.

7. Servir caliente.

CALDO DE HUESOS DE RES

Éste es uno de los alimentos más curativos, nutritivos y reconstituyentes. Conviene prepararlo con frecuencia y tenerlo siempre a mano para consumirlo como consomé o en recetas que requieren caldo.

2 kilos de huesos de res orgánica (huesos para caldo)
4 litros de agua filtrada (aproximadamente)
½ taza de vinagre de sidra de manzana
3 cebollas amarillas, moradas o rojas cortadas en trozos grandes
3 zanahorias cortadas en trozos grandes (sin pelar si son orgánicas)
3 ramas de apio cortadas en trozos grandes
8 ramitas de tomillo fresco y 1 manojo de perejil, todo atado con cuerda sin tratar (puedes utilizar la cuerda de una bolsita de infusión)
2 cucharaditas de granos de pimienta negra ligeramente aplastados
3 libras de costillas o huesos de cuello con carne (opcional)

1. Precalentar el horno a 180ºC.

2. Poner la mitad de los huesos para caldo en una olla grande con el agua y el vinagre de sidra, y dejar reposar durante 60 minutos.

3. Poner la otra mitad de los huesos (junto con los huesos opcionales de costillas y cuellos, si se utilizan) en una bandeja para horno grande y asar a 180ºC hasta que se doren bien y la carne esté hecha. Retirar del horno y añadir los huesos a la olla con todas las verduras.

4. Retirar la grasa de la bandeja para el horno (guardarla en un tarro de cristal para utilizarla más tarde) y añadir 1 ó 2 tazas de agua a la bandeja; removerla para recoger la máxima cantidad posible de los jugos de cocción y verter en la olla. Los huesos y las verduras deben quedar cubiertos, pero con mucho espacio en la parte superior.

5. Llevar a ebullición. Retirar la espuma que se forma en la superficie. Después de espumar, bajar el fuego y añadir el manojo de tomillo y perejil, y los granos de pimienta.

6. Cocer durante al menos 12 horas, y hasta un máximo de 24 horas. Retirar los huesos con una espumadera y colar el caldo.

7. Poner a enfriar en la nevera y retirar la grasa que se solidifique en la superficie. Se puede desechar o aprovechar (en este caso, añadir al tarro con la grasa recogida de la bandeja para horno).

8. Repartir el caldo en recipientes. Guardar algunos en la nevera para ir consumiendo durante la semana y otros en el congelador. Se puede repartir el caldo en cubiteras y guardar los cubitos en bolsas o en recipientes de plástico para ir consumiéndolos según las necesidades.

Platos vegetarianos

CALABAZA ASADA CON *TAHINA* AL CURRY
(de 4 a 8 raciones)

1 calabaza *ambercup* o *kabocha*, sin pelar, cortada en cuñas
Aceite de oliva extra virgen
Sal de mar y pimienta negra recién molida, al gusto

Tahina al curry
¼ de taza de *tahina*
Jugo de 1 limón
Stevia al gusto (con cuidado de no excederse)
1 cucharadita de curry en polvo
1 cucharadita de eneldo fresco o seco (si es fresco, picado)
1 cucharadita de sal de mar
2 cucharadas de leche de almendras o de coco (o agua)

1. Precalentar el horno a 230ºC.

2. Colocar las cuñas de calabaza en una bandeja para horno y rociarlas con aceite de oliva. Salpimentar.

3. Hornear hasta que estén oscuras y tiernas (comprobar con un tenedor), entre 30 y 40 minutos.

4. Mientras tanto, preparar el aderezo de *tahina*. Mezclar con la batidora la *tahina*, el jugo de limón, la stevia, el curry, el eneldo y sal marina hasta obtener un puré homogéneo.

5. Añadir suficiente leche de almendras o de coco (o agua) para diluir la mezcla según la consistencia deseada (si lo prefieres, batir todo en un tazón).

6. Cuando la calabaza esté lista, retirarla del horno y servir caliente. Repartir el aderezo por encima o servirlo en tazones pequeños para mojar las cuñas de calabaza.

PAD THAI (de 2 a 4 raciones)

1 calabaza espagueti pequeña
2 cucharadas de aceite de coco
1 chile rojo picado (del grado de picante que prefieras)
2 dientes de ajo picados
1 pieza de jengibre fresco de 1", pelado y picado
1 cebolla amarilla grande, cortada en trozos grandes
1 brócoli pequeño (sin los tallos)
2 puñados de germinado de *mung*
½ taza de almendras picadas
2 huevos
Jugo de 1 lima o 1 cucharada de jugo de lima
Un chorrito de *tamari* sin trigo
Un chorrito de salsa de pescado
1 puñado pequeño de cilantro fresco picado

1. Extraer la pulpa de la calabaza y ponerla en un tazón.
2. Calentar a fuego alto un *wok* o una sartén de hierro fundido.
3. Añadir el aceite de coco, el chile, el ajo, el jengibre y la ce-

bolla. Remover y saltear hasta que la cebolla quede transparente y tierna.

4. Añadir el brócoli y los germinados de *mung*.

5. Cuando el brócoli esté brillante y tierno, añadir las almendras y la pulpa de calabaza.

6. Incorporar los huevos, el jugo de lima, el *tamari*, la salsa de pescado y el cilantro. Remover hasta que los huevos estén cuajados. Servir caliente.

PASTA CON CALABACITAS AL PESTO (de 2 a 4 raciones)

2 cucharadas de aceite de coco

½ cebolla roja cortada en rodajas de 1/4" de grosor

1 calabacita pelada (sin pelar si es orgánica) y sin semillas, cortada en tiras largas

2 cucharadas colmadas de pesto sin lácteos

2 ó 3 cucharadas de aceitunas picadas (negras, verdes o de Kalamata)

Ralladura de ½ limón

Sal marina al gusto

Pimienta negra recién molida al gusto (basta con 4-8 giros del molinillo)

1. Fundir el aceite de coco en una sartén grande a fuego medio-alto.

2. Añadir la cebolla y sofreír hasta que empiece a ablandarse (3-4 minutos).

3. Incorporar la calabacita y después el pesto. Mezclar bien.

4. Continuar con la cocción hasta que todos los ingredientes estén calientes.

5. Añadir las aceitunas y la ralladura de limón.

6. Salpimentar y servir.

ROLLITOS DE ENSALADA TAILANDESA DE VERDURAS CON SALSA DE ALMENDRAS (4 raciones)

Salsa de almendras

1 cucharada de mantequilla de almendras

1 cucharadita de jengibre fresco rallado

Jugo de ½ limón

1 cucharadita de vinagre de sidra de manzana

1 diente de ajo

1 cucharadita de *nama shoyu* o *tamari* sin trigo

Una pizca de pimienta de cayena

⅓ de taza de agua

Rollitos

4 hojas grandes de lechuga romana

½ col china rallada

1 zanahoria pelada y rallada

2 cebollines cortados en rodajas finas

6 vainas de guisantes chinos, en rodajas finas

1 pepino pelado, sin semillas y cortado en rodajas finas

Hojas de cilantro fresco para adornar

1 paquete de láminas de alga *nori* cortadas en tiras de 1/8" de ancho y 2" de largo (la cantidad de láminas utilizadas es indeterminada; ten un paquete a mano, aunque no lo utilizarás entero)

Almendras en láminas muy finas para adornar (opcional)

1. Para la salsa de almendras, mezclar con la batidora la mantequilla de almendras, el jengibre, el jugo de limón, el vinagre, el ajo, el *nama shoyu* o el *tamari*, la pimienta de cayena y el agua hasta obtener una consistencia cremosa. Añadir más agua si está demasiado espesa. Reservar la mezcla.

2. Lavar las hojas de lechuga y ponerlas a escurrir.

3. En un tazón mediano, mezclar la col, la zanahoria, las cebolletas, los guisantes y el pepino.

4. Repartir una cuarta parte de la mezcla de verduras, aproximadamente sobre cada hoja de lechuga. Enrollar y poner los rollitos en una bandeja para servir.

6. Rociar cada rollito con una cucharada de salsa de almendras.

7. Adornar con hojas de cilantro y tiras de *nori*, o con almendras laminadas.

FIDEOS DE *KELP* CON AJO Y VERDURAS DE VERANO
(de 2 a 4 raciones)

1/4 a 1/2 kilo de fideos de *kelp*
2 cucharadas de aceite de oliva extra virgen
4 dientes de ajo cortados en láminas finas
1 chilacayote grande cortado en rodajas
2 puñados de setas de cualquier variedad cortadas en láminas
1 bulbo de hinojo cortado en rodajas
2 cucharadas de albahaca fresca picada, o cualquier hierba fresca
    que tengas a mano
Sal de mar al gusto
¼ de taza de piñones

1. Enjuagar los fideos de *kelp* bajo un chorro de agua fría.

2. Escurrir y reservar.

3. Calentar el aceite de oliva en una sartén grande a fuego medio-alto.

4. Añadir el ajo laminado y sofreír hasta que se dore ligeramente y despida aroma.

5. Incorporar el chilacayote, las setas y el hinojo. Durante 8-10 minutos, mover la sartén o remover los ingredientes con una cuchara de madera para evitar que el ajo se queme.

6. Añadir los fideos de *kelp* y remover durante unos minutos más con unas pinzas de cocina para mezclar bien todos los ingredientes.

7. Incorporar la albahaca y dejar que se ablande (momento en que los fideos deberían estar completamente calientes).

8. Retirar del fuego y añadir sal marina al gusto.

9. Adornar con hierbas frescas y piñones. Servir calientes o fríos.

TORTILLA AL AJO (de 2 a 6 raciones)

2 chirivías cortadas en rodajas
2 cucharadas de aceite de oliva extra virgen
4 dientes de ajo picados
1 manojo pequeño de cebollines picados
4 tazas colmadas de col picada
8 huevos medianos
¼ de taza de leche de almendras o de coco
1 cucharadita de sal de mar
Pimienta negra recién molida, al gusto

1. Cocer las chirivías al vapor hasta que estén tiernas. Se pueden pelar o dejar con piel, como se prefiera (la piel tiene abundantes nutrientes y fibra). Reservar.

2. Precalentar el horno a 180ºC.

3. Calentar el aceite de oliva a fuego medio en una bandeja grande de hierro fundido o de cualquier otro material resistente al horno.

4. Saltear el ajo, removiendo con frecuencia, hasta que esté dorado y desprenda aroma.

5. Añadir los cebollines y la col. Continuar removiendo y bajar el fuego a medio-bajo.

6. Saltear la mezcla hasta que la col esté tierna.

7. Batir los huevos y la leche de almendras o de coco en un tazón mediano. Añadir la sal y una pizca o dos de pimienta negra.

8. Verter la mezcla de huevos en la bandeja y remover para combinarlo todo.

9. Añadir las chirivías y cocinar, sin remover demasiado, entre 8 y 10 minutos. Retirar de vez en cuando los ingredientes hacia un lado para que el huevo llegue al fondo del recipiente y se cuaje (sin revolverlos).

10. Introducir el recipiente en el horno y continuar con la cocción durante 5-7 minutos. Cuando la tortilla esté cuajada y la capa superior dorada, retirarla del horno y servirla entera en una bandeja o esperar a que se enfríe un poco y cortarla.

11. Servir caliente o fría. Si sobra, aguanta bien durante dos o tres días.

LASAÑA VEGETAL CON QUESO DE NUECES DE LA INDIA
(de 4 a 8 raciones)

Láminas
4 calabazas de verano o calabacines medianos, cortados en tiras anchas (1/2 cm de grosor, aproximadamente)
Sal de mar y pimienta negra recién molida, al gusto*

* Para preparar las láminas, a nosotros nos gusta cortar la calabaza con un cuchillo, ya que tienen que ser ligeramente más gruesas que las láminas que se obtienen con un pelador de cocina. Si se utiliza un pelador o un rallador, hay que tener cuidado al manipular las láminas, ya que al escalfarlas quedan muy delicadas y se rompen fácilmente.

Verduras
1 cucharada de aceite de coco
1 poro o puerro, (sólo la parte blanca) cortado en rodajas

2 setas de Portobello sin las láminas (retirarlas con una cuchara), cortadas en tiras de 1/2" de grosor

2 tazas de champiñones *crimini* o normales

1 calabacita mediana cortada en rodajas de 1/2 cm de grosor

2 dientes de ajo picados

4 tazas colmadas de acelgas cortadas en trozos grandes

Sal de mar al gusto

Salsa

1 taza de anacardos tostados o crudos

Jugo de 1 limón

1 cucharada colmada de *miso*

1 cucharadita de ajo en polvo

1 ó 2 cucharaditas de sal de mar

1. Precalentar el horno a 180º C.

2. En un tazón mediano mezclar las tiras de calabaza o calabacín con una buena cantidad de sal y pimienta.

3. Calentar ¼ de taza de agua en una sartén.

4. Poner las tiras de calabaza y calabacita en el agua, tapar la sartén y escalfar la verdura hasta que esté tierna (comprobar pinchando una loncha con un tenedor).

5. Retirar la sartén del fuego y dejar que la calabaza se enfríe a temperatura ambiente, sin tapar.

6. En otra sartén fundir el aceite de coco a fuego medio-alto. Añadir el poro y saltear durante 2-3 minutos. Incorporar las setas y la calabacita.

7. Saltear durante 3 ó 4 minutos más. Incorporar el ajo y las acelgas.

8. Remover la mezclar con las pinzas de cocina para que las acelgas se ablanden sin dorarse.

9. Salar la mezcla y reservar.

10. Para la salsa, mezclar con la batidora las nueces de la India con el jugo de limón, el *miso*, el ajo en polvo y la sal.

11. Verter lentamente ½ taza de agua hasta obtener una salsa homogénea, de textura similar a un queso en crema. Es mejor que quede más bien espesa para que se mantenga entre las capas de ingredientes durante el horneado.

12. Repartir las capas en una bandeja para horno mediana (un buen tamaño es el de 20 x 20 cm, o cualquier bandeja para preparar lasaña tradicional). Empezar con una pequeña cantidad de salsa repartida en el fondo de la bandeja.

13. Añadir una capa de tiras de calabaza.

14. Repartir un poco de salsa de anacardos sobre la capa anterior, de la manera más uniforme posible y con el grosor que prefieras.

15. Extender una capa de mezcla de verduras.

16. Añadir otra capa de crema de nueces de la India.

17. Repetir la distribución de las capas hasta que se terminen los ingredientes. Terminar con una capa de crema de anacardos. En realidad no existe una manera correcta de colocar las capas; algunas personas utilizan primero las láminas de calabaza. La lasaña quedará deliciosa de todos modos.

18. Hornear durante 30 minutos, hasta que la crema de anacardos se dore y todas las capas queden tiernas y se fundan.

19. Dejar que se enfríe la bandeja y cortar la lasaña en cuadrados con un cuchillo afilado (resulta más fácil hacerlo con uno de sierra).

20. Utilizar una espátula para servir los cuadrados de lasaña en los platos. No te preocupes si se desmontan un poco, seguirán teniendo un sabor fantástico.

ENSALADA DE HINOJO LAMINADO CON QUESO Y HIERBAS (2 raciones)

¼ de taza de *miso*
¼ de taza de agua
1 puñado de eneldo fresco sin los tallos (3 ó 4 cucharadas), o
    2 cucharadas si es seco
2 cucharadas de levadura nutricional
3 bulbos de hinojo en láminas o rodajas muy finas
¼ de taza de aceite de oliva extra virgen
Jugo de 1 limón
4 tazas colmadas de mezcla de hojas verdes para ensalada

1. Mezclar en un tazón el *miso*, el agua, el eneldo y la levadura nutricional para elaborar un «queso». Reservar.

2. En un tazón grande, mezclar bien el hinojo con el aceite de oliva, el jugo de limón y la mezcla de hojas verdes para ensalada.

3. Añadir el «queso» y remover ligeramente hasta que todos los ingredientes estén bien combinados.

4. Servir con más verduras y hortalizas para disfrutar de una ensalada consistente.

ENSALADA DE CUÑAS DE CALABAZA CON COLIRRÁBANO ASIÁTICO O COLINABO (De 2 a 4 raciones)

1 calabaza de bellota grande
1 cucharadita de aceite de oliva extra virgen, y un poco más para
    la calabaza
1 zanahoria pelada y cortada en rodajas finas o en diagonal

1 poro pequeño (sólo la parte blanca), cortada en rodajas finas

2 tazas de colirrábano pelado y cortado en cuadros (también puedes utilizar brócoli)

1 cucharada de aceite de sésamo

1 cucharadita de *tamari* sin trigo

1 cucharadita de jengibre fresco picado

1 cucharadita de ajo picado

1 cucharada de vinagre de sidra de manzana

Sal de mar y pimienta negra recién molida, al gusto

1. Precalentar el horno a 230ºC.

2. Cortar la calabaza en cuñas, sin pelar. Colocar las cuñas en una bandeja para horno.

3. Rociar las cuñas con un poco de aceite de oliva. Asarlas hasta que estén tiernas (puedes probar pinchando las piezas con un tenedor) y doradas, entre 25 y 35 minutos (a mí me gusta que la piel quede crujiente).

4. Cocer al vapor la zanahoria, el poro y el colirrábano (o el brócoli) hasta que estén tiernos. Retirar del fuego y destapar para que se vaya el vapor.

5. Mezclar en un tazón pequeño 1 cucharadita de aceite de oliva, el aceite de sésamo, el *tamari*, el jengibre, el ajo y el vinagre.

6. Mezclar las verduras al vapor con el aderezo preparado en el paso anterior.

7. Servir unas cuantas cucharadas de verduras en cada plato y coronarlas con las cuñas de calabaza. Salpimentar al gusto.

SALMÓN NIÇOISE CON CHIRIVÍAS (2 raciones)

En un giro de la receta tradicional, utilizamos salmón y chirivías en lugar de atún y papas.

4 chirivías medianas, peladas y cortadas en trozos grandes

3 cucharadas de aceite de oliva extra virgen

Sal de mar y pimienta negra recién molida, al gusto

1 libra de tomates cherry (los *sungold* son los mejores)

Jugo de 1 limón

8 cucharadas de vinagre de sidra de manzana

4 tazas colmadas de rúcula (aproximadamente 2 tazas por ración)

2 latas de 150-225 gramos de salmón al natural o en aceite

¾ de taza de aceitunas de Kalamata o negras sin hueso

1. Precalentar el horno a 230ºC.

2. Distribuir las chirivías troceadas en una bandeja para horno.

3. Rociarlas con el aceite de oliva, salpimentar al gusto y removerlas para que se impregnen bien.

4. Asar las chirivías hasta que estén tiernas (15-20 minutos).

5. Añadir los tomates, mezclar con las chirivías y continuar con el horneado durante 8 minutos más, aproximadamente (hasta que los tomates estén tiernos y arrugados).

6. En un tazón mediano, mezclar el jugo de limón, el vinagre de sidra de manzana y un chorrito adicional de aceite de oliva (se puede utilizar el que queda tras sacar las chirivías y los tomates de la bandeja: resulta sabroso y está caliente) para hacer la vinagreta.

7. En una bandeja grande para servir, mezclar la rúcula con el salmón y las aceitunas. Coronar con las chirivías y los tomates, y aderezar con la vinagreta.

8. Servir inmediatamente.

GRAN ENSALADA DE HIERBAS CON ACEITUNAS NEGRAS Y ALGA DULSE (2 raciones)

2 puñados de hojas *baby* para ensalada

15 hojas de cilantro fresco

15 hojas de perejil fresco

3 tallos de cebollino fresco, picados

5 hojas de albahaca fresca partidas a mano

4 cucharadas de eneldo picado

Un trozo de pepino de 3", pelado y cortado en rodajas finas

1 rábano rojo cortado en rodajas finas

½ aguacate cortado en cuadros o en láminas a lo largo

¼ de taza de brotes de girasol

6 aceitunas negras sin hueso, cortadas en rodajas

Alga dulse al gusto (para adornar)

Aceite de oliva extra virgen al gusto

1. Disponer los ingredientes por capas: una base de hojas *baby*, una mezcla de las hierbas (el cilantro, el perejil, los cebollinos, la albahaca y el eneldo), las rodajas de pepino, el rábano y el aguacate. Coronar con los brotes.

2. Repartir por encima las aceitunas en rodajas y el alga dulse, aderezar con aceite de oliva extra virgen al gusto y servir.

ENSALADA CÉSAR DE COL RIZADA *BABY* (de 1 a 2 raciones)

⅓ de taza de semillas de calabaza crudas o tostadas

3 o 4 tazas colmadas de col rizada *baby*, o una mezcla de col rizada, acelgas y espinacas *baby*

2 huevos duros pelados y picados

3 o 4 cucharadas de levadura nutricional

1 taza de crutones de calabaza

Salsa César al estilo Clean (véase receta en la página 214)

Crutones de calabaza

1 calabaza pequeña pelada, sin semillas y cortada en cuadros de 2.5 cm

Aceite de oliva extra virgen (el necesario para impregnar la calabaza)

3 dientes de ajo picados

Sal de mar y pimienta negra recién molida, al gusto

1. Precalentar el horno a 190ºC.

2. Para los crutones, mezclar los cuadros de calabaza con el aceite de oliva, el ajo, la sal y la pimienta. Distribuirlos en una bandeja para horno y asar durante 25 minutos o hasta que las piezas estén tiernas y empiecen a caramelizarse.

3. Retirar la bandeja del horno y reservar.

4. Poner las semillas de calabaza en una sartén pequeña a fuego medio-alto (no es necesario añadir aceite). Saltarse este paso si se utilizan semillas tostadas.

5. Tostar las semillas hasta que empiecen a dorarse y a saltar. Remover con frecuencia y observarlas con atención para evitar que se quemen. Sacarlas de la sartén y reservar.

6. En un tazón mediano, añadir a la col rizada o a la mezcla de hojas verdes, los huevos, la levadura nutricional, los crutones, las semillas de calabaza tostadas y el aderezo. Servir.

ENSALADA TAILANDESA DE POLLO (de 2 a 4 raciones)

2 cucharadas de aceite de coco

1 chalota picada

3 dientes de ajo picados

1 libra de pollo deshuesado, cocido y picado o desmenuzado

Jugo de 2 limas

2 ó 3 cucharadas de salsa de pescado

1 pieza de jengibre fresco de 1", pelado y rallado

Stevia al gusto

1 ó 2 cucharaditas de pimiento rojo en copos (opcional)

3 tazas de col china picada

½ taza de zanahoria rallada

½ pepino pelado y sin semillas, cortado en trozos grandes
2 cebollines picados
12 hojas de menta fresca, picadas
¼ de taza de hojas de albahaca picadas
4 ó 6 cucharadas de cilantro fresco picado.

1. Poner una sartén a fuego medio-alto y calentar el aceite de coco.
2. Añadir la chalota y el ajo. Sofreír hasta que empiecen a caramelizarse, alrededor de 5 minutos.
3. Incorporar el pollo y saltear hasta que la carne esté totalmente dorada. Reservar. Dejar enfriar y picar o desmenuzar.
4. En un tazón grande, mezclar el jugo de lima, la salsa de pescado, el jengibre, la Stevia y las hojuelas de pimiento rojo (opcionales).
5. Incorporar al tazón la mezcla de pollo, la col, la zanahoria, el pepino, los cebollines, la menta, la albahaca y el cilantro. Remover para mezclar bien todos los ingredientes. Servir inmediatamente. Este plato aguanta en la nevera 3 ó 4 días.

Aliños para ensaladas y salsas

ALIÑO FRANCÉS DE NUECES

1 diente de ajo pelado y picado
1 cucharada colmada de mostaza de Dijon
2 cucharadas de vinagre de sidra de manzana
8 cucharadas de aceite de nuez
½ cucharadita de sal de mar
¼ de cucharadita de pimienta negra recién molida (o más cantidad, al gusto)

Reducir a puré todos los ingredientes con la batidora. Aguanta 3 ó 4 días a temperatura ambiente en un tarro de cristal.

SALSA DE ALMENDRAS AL CURRY

¼ de taza de mantequilla de almendras
2 cucharaditas de curry en polvo
1 cucharada de *tamari* sin trigo
Una pizca de sal de mar, o al gusto
3 cucharadas de agua

1. Mezclar la mantequilla de almendras, el curry, el *tamari* y la sal en un cuenco o con la batidora.

2. Añadir el agua poco a poco hasta que la mezcla quede homogénea y cremosa. Si te gusta una consistencia más diluida, añade un poco más de agua. Aguanta en la nevera durante una semana.

VINAGRETA A LA PIMIENTA

¼ de taza de aceite de oliva extra virgen
¾ de taza de vinagre de sidra de manzana
1 cucharadita de mostaza de Dijon
½ cucharadita de chile en polvo
6 o más toques de pimienta negra recién molida
Una pizca de sal de mar

Agitar todos los ingredientes en un tarro de cristal tapado hasta combinarlos bien. El aliño se mantiene durante una semana a temperatura ambiente.

ALIÑO DE SÉSAMO

2 cucharadas de *tahina*
2 cucharaditas de *miso* de garbanzos
2 dientes de ajo muy picados
2 cucharaditas de aceite de sésamo
1 ½ cucharadita de jugo de limón
1 ½ cucharadita de cebolla en polvo
⅛ de cucharadita de mostaza en polvo
⅛ de cucharadita de pimienta de cayena
Stevia al gusto

Batir todos los ingredientes. Guardar en un tarro, en la nevera.

SALSA RANCHERA AL ESTILO CLEAN

1 taza de las nueces de la India crudas puestas en remojo durante 2-4 horas y escurridas (o tostadas, también en remojo)
3 dientes de ajo picados
1 cucharadita de eneldo seco
½ cucharadita de semillas de apio
Jugo de 1 limón
½ taza de leche de coco
Sal de mar y pimienta negra recién molida, al gusto
2 cucharadas de cebollín fresco picado
1 cucharada de perejil fresco picado

1. Mezclar en la batidora las nueces de la India, el ajo, el eneldo, las semillas de apio, el jugo de limón y la leche de coco hasta obtener una consistencia homogénea y cremosa.
2. Salpimentar al gusto.
3. Añadir el cebollín y el perejil, y mezclar.
4. Guardar en un tarro, en la nevera.

SALSA CÉSAR AL ESTILO CLEAN

1 taza de nueces de la India crudas, puestas en remojo durante 2-4 horas, y escurridas

3 dientes de ajo picados

3-8 anchoas picadas (al natural o en aceite), al gusto (empieza con 3 y añade más si prefieres un sabor más fuerte)

1 cucharada de *miso* de garbanzos o de arroz integral

1 cucharada de mostaza de Dijon

¼ de taza de levadura nutricional

Jugo de 1 limón

3 cucharadas de *tamari* sin trigo

3 cucharadas de aceite de oliva extra virgen

Sal de mar y pimienta negra recién molida, al gusto

Agua para diluir (sólo en caso necesario)

1. Mezclar todos los ingredientes con la batidora hasta obtener una consistencia cremosa. Añadir el agua necesaria para conseguir una textura homogénea.

2. Guardar en un tarro, en la nevera.

SALSA RÁPIDA DE LIMA Y CILANTRO

Jugo de 2 limas

¼ de taza de aceite de oliva extra virgen

¼ de taza de cilantro fresco picado

1 diente de ajo picado

1 cucharadita de comino molido

Una pizca de pimienta de cayena, o más si te gusta más picante

Stevia al gusto

Sal de mar y pimienta negra recién molida, al gusto

Batir todos los ingredientes. Se conserva una semana en la nevera.

Recursos

Profesionales y centros de tratamiento

No todos los médicos son terapeutas, y no todos los terapeutas son médicos. A continuación se citan algunos de los profesionales que han ayudado al doctor Junger y al equipo de Clean en su viaje de curación:

Brendan Armm, DAOM, acupuntor titulado

Médico acupuntor y especialista en medicina oriental
Director del Lotus East-West Medical Center
2104 Wilshire Boulevard
Santa Mónica, CA 90403
(310) 828-8258
www.lotusew.com
armm@lotusew.com
Un gran acupuntor.

Doctor Richard Ash

The Ash Center
www.ashcenter.com
Especialista en enfermedades crónicas, alergias y dolores articulares. Otro de los favoritos de Clean. Trabaja en la zona de Nueva York.

James Barry

(310) 876-2587

www.wholesome2go.com

Reparto a domicilio de comida Clean en la zona de Los Ángeles.

Doctora Susan Blum

Blum Center for Health

www.blumcenterforhealth.com

Centro educativo de medicina funcional y estilo de vida en Rye Brook, Nueva York. Facilita la curación combinando el tratamiento con formación, ayudando a los pacientes a establecer hábitos de vida saludables a largo plazo.

Body Z Alive

1137 Second Street, Suite 205

Santa Mónica, CA 90403

(310) 587-2639

www.bodyzalive.com

Gran centro de hidroterapia de colon en Santa Mónica.

Doctor Ilan Bohm

635 Madison Avenue, 4ª planta

Nueva York, NY 10022

(212) 277-4406

www.ilanbohm.com

Quiropráctico, terapeuta y mucho más.

Hugo Cory

(212) 396-0020

Hugo enseña poderosas herramientas para conocerse y limpiar la mente de toxicidad cuántica.

Nell Cotter, LMFT

2730 Wilshire Boulevard, Suite 250

Santa Mónica CA 90403

(310) 560-3240

http://therapists.psychologytoday.com/rms/name/Nell_Cotter_

LMFT_Santa+Monica_California_83244

Terapeuta de pareja y familia en Santa Mónica, California. Especialista en terapia de pareja. La mejor que conozco.

Doctor Gabriel Cousens

Tree of Life Rejuvenation Center

www.treeoflife.nu

Espacio de sanación y relajación en Patagonia, Arizona. Santuario espiritual, ecorretiro, campus de formación en estilo de vida y spa médico holístico. Especializado en tratamientos contra la diabetes tipo 2.

Peter Evans

(310) 721-6480

http://lifeprinthomeopathy.blogspot.com

lisa@peterevansinc.com

Terapeuta emocional con un enorme talento, Peter Evans describe su trabajo como la eliminación de las malas hierbas del jardín emocional. Ejerce una enorme influencia en la vida de las personas a las que trata.

Gravity East Village

www.gravityeastvillage.com

Centro terapéutico que ofrece hidroterapia de colon, tratamientos de sauna con infrarrojos y consultas nutricionales.

Doctora Prudence Hall

Hall Center Venice

hallcentervenice.com

Especialista en salud hormonal desde la perspectiva de la medicina funcional, la doctora Hall es conocida sobre todo por su acertado uso de hormonas bioidénticas en tratamientos para hombres y mujeres.

Doctor Bethany Hays

True North Health Center

www.truenorthhealthcenter.org

True North ofrece servicios de salud integradores en Falmouth, Maine.

Doctor Mark Hyman

Ultra Wellness Center

www.ultrawellnesscenter.com

Líder internacional en medicina funcional, el doctor Hyman se dedica a buscar las causas originarias de las enfermedades crónicas. Además de haber escrito varios libros con una gran acogida, trabaja con pacientes en su clínica de Lenox, Massachusetts.

Doctora Leslie Kaplan

Pacific Urology Institute

2021 Santa Monica Boulevard, Suite 510E

Los Ángeles, CA 90404

Gran uróloga. Cirugía de eliminación de piedras en el riñón.

Davi Khalsa

(310) 278-6333

www.tlcwomanscenter.com

Comadrona, partos en casa. Davi Khalsa posee una sabiduría infinita sobre maternidad, embarazo y parto.

Chris Kresser, acupuntor titulado

chriskresser.com

Acupuntor y profesional de la medicina integradora, Chris se dedica a difundir información sobre la salud del intestino y a atender a enfermos crónicos.

Doctor Steven Levine

2001 Santa Monica Boulevard, Suite 687W

Santa Mónica, CA 90404

(310) 829-3350

Cardiólogo formado en la medicina occidental con una mente abierta, amplios conocimientos y un trato exquisito del paciente.

Doctora Amy Myers

Austin UltraHealth

La doctora Myers ha ayudado a miles de pacientes a recuperarse de enfermedades crónicas mediante el cambio de dieta y la reparación del intestino. Busca las causas originarias de las enfermedades en lugar de tratar los síntomas. Su clínica de medicina funcional, Austin UltraHealth, se encuentra en Austin, Texas.

Doctora Maggie Ney

Akasha Center for Integrative Medicine

www.akashacenter.com

Naturópata especializada en la salud femenina, la doctora Ney trabaja con un equipo de médicos holísticos en el Akasha Center de Santa Mónica (doctores Edison Demello y Myles Starr).

Doctor James Novak

Novak Medical Clinic

440 Lamont Street

San Diego, CA 92101
(858) 272-0022
El doctor Novak trabaja con terapias alternativas, como ozono-
terapia y luminoterapia, para tratar enfermedades autoinmunes
y otras alteraciones crónicas.

Tracy Piper

The Piper Center
www.thepipercenter.com
Destacada profesional de la hidroterapia de colon, Tracy Piper
fundó un centro en la ciudad de Nueva York. Ofrece terapias,
masajes, acupuntura y programas personalizados de nutrición y
detoxificación.

Deborah Raoult

(310) 625-3739
www.unfoldingbody.com
deborah@unfoldingbody.com
Doula y terapeuta.

Doctor Radi Shamsi

Los Angeles Gastroenterology Clinic
(310) 453-0504
www.lagidoc.com
Gastroenterólogo de mente abierta con formación occidental.
El mejor para someterse a una colonoscopia en Los Ángeles.

Doctor Rony Shimony

Director, The Mount Sinai Heart and Vascular Midtown Center
485 Madison Ave, 17.ª planta
Nueva York, NY 10022
(212) 752-2700

Cardiólogo de formación occidental con un corazón de oro. Recomendación personal del doctor Junger para todo aquel que necesite un cardiólogo.

Doctor Ebby Soroudi

10884 Santa Monica Boulevard, 2.ª planta
Los Ángeles, CA 90025
(310) 474-2010
www.soroudivision.com
Oftalmólogo reconocido internacionalmente y brillante cirujano con la técnica Lasik.

Sylvie

Santa Mónica, CA
(310) 458-3157
Vidente, médium y extraordinaria terapeuta.

We Care Spa

www.wecarespa.com
Centro de retiro dedicado a la detoxificación en Desert Hot Springs, California. Se centra en las comidas líquidas, la activación de la eliminación a través de la hidroterapia de colon y masajes, y mucho reposo.

William Wendling

(323) 356-3142
www.oxygenozone.com
La filtración del agua es muy importante. William Wendling no sólo tiene los mejores filtros que conozco, sino que además ofrece la mejor atención al cliente. Realiza envíos a todo el mundo y se comunica por teléfono con los fontaneros encargados de instalar sus filtros para garantizar un resultado satisfactorio.

Women to Women

www.womentowomen.com

La doctora Christiane Northrup, líder en medicina funcional, co-fundó esta clínica en Yarmouth, Maine, y sentó unas sólidas bases para el enfoque holístico de la salud de la mujer. Ya no ejerce.

Consulta el sitio del Instituto de Medicina Funcional para localizar un médico funcional en tu zona:

www.functionalmedicine.org/practitioner

Lecturas y documentales recomendados

LIBROS

La solución del azúcar en la sangre: El programa ultrasaludable para perder peso, evitar enfermedades y sentirse bien ¡hoy mismo!, Aguilar, 2013

Doctor Mark Hyman

www.bloodsugarsolution.com

Uno de los *best sellers* del doctor Hyman. Revela la importancia de unos niveles de insulina equilibrados para evitar enfermedades crónicas como la diabetes, las cardiopatías y el cáncer. El doctor Hyman guía al lector en un programa de seis semanas que abarca dieta, ejercicio, complementos y mucho más.

Blue Zones: Lessons for Living Longer from the People Who've Lived the Longest

Dan Buettner

www.bluezones.com

El explorador Dan Buettner ha recorrido el mundo y ha descubierto por qué algunas culturas son más longevas y tienen vidas más plenas que otras. Su libro detalla las estrategias para la longevidad en las llamadas «zonas azules».

The Body Ecology Diet: Recovering Your Health and Rebuilding Your Immunity
Donna Gates
bodyecology.com
Gran recurso para todo el que esté interesado en reparar el intestino. Se centra en las infecciones sistémicas por hongos o cándidas.

Breaking the Vicious Cycle: Intestinal Health Through Diet
Elaine Gottschall
www.breakingtheviciouscycle.info
Introducción a la dieta de carbohidratos específicos, un método de alimentación terapéutico y restaurador que facilita la curación del intestino.

CLEAN: El programa revolucionario para restaurar la capacidad natural autocurativa del cuerpo. Random House, 2011
Alejandro Junger

Crazy Sexy Diet
Kris Carr
kriscarr.com/products/crazy-sexy-diet
Kris Carr, superviviente de un cáncer y miembro de Wellness Warrior, comparte su programa vegetariano y de bajo índice glucémico. Hace hincapié en equilibrar el pH del cuerpo con alimentos integrales.

Saber comer, Random House, 2013
  Michael Pollan
  michaelpollan.com/books/food-rules
  Información sencilla de la mano de uno de los mejores escritores sobre alimentación del mundo.

Getting Real: Ten Truth Skills You Need to Live an Authentic Life
  Susan Campbell

Hungry for Change
  James Colquhoun y Laurentine ten Bosch

Loving What Is: How Four Questions Can Change Your Life (*Amar lo que es: cuatro preguntas que pueden cambiar tu vida* (I), Urano, 2010)
  Byron Katie

Una nueva tierra: un despertar al propósito de su vida, Grupo Editorial Norma, 2006
  Eckhart Tolle

Nourishing Wisdom: A Mind–Body Approach to Nutrition and Well-Being
  Marc David
  psychologyofeating.com
  Marc David y su movimiento de la psicología de la alimentación van más allá de una simple dieta. En este libro explora los lazos emocionales y espirituales con la comida, y ofrece al lector pasos reales para realizar cambios duraderos a nivel emocional y físico.

Real Food: What to Eat and Why
Nina Planck
www.ninaplanck.com
Nina Planck facilita la elección de alimentos: tienen preferencia los productos tradicionales e integrales, las carnes y los lácteos de buena calidad, frente a los «alimentos» de producción masiva y excesivamente procesados.

Wheat Belly: Lose the Wheat, Lose the Weight, and Find Your Path Back to Health
Doctor William Davis
www.wheatbellyblog.com
Análisis profundo sobre el modo en que los cambios en la producción de alimentos y el cultivo de trigo, sumados al énfasis de nuestra sociedad en los «cereales integrales saludables», han provocado obesidad y otros problemas de salud de proporciones epidémicas. El doctor Davis aporta un sólido argumento para eliminar el trigo y el gluten de la dieta en favor de una salud más equilibrada.

DOCUMENTALES

Food, Inc. (2008)
Robert Kenner
www.takepart.com/foodinc
Análisis de la industria alimentaria que revela lo que comemos y cómo se produce.

Food Matters (2008)

James Colquhoun, Carlo Ledesma

www.foodmatters.tv

Colección de entrevistas con nutricionistas, naturópatas, científicos, médicos y periodistas especializados en temas de salud que expone soluciones científicamente verificables para superar las enfermedades de forma natural.

Hungry for Change (2012)

James Colquhoun, Laurentine ten Bosch

www.hungryforchange.tv

Un repaso de las estrategias de engaño utilizadas en las industrias dietéticas, de pérdida de peso y alimentarias.

King Corn (2007)

Aaron Woolf

www.kingcorn.net

Este documental sigue la trayectoria del maíz desde el campo de cultivo hasta el mercado. Hace hincapié en la manipulación, la sobreabundancia y el claro abuso del maíz, y en cómo está afectando a la salud de las personas.

PÁGINAS DE INTERNET

Kris Carr

www.kriscarr.com

El blog personal de Kris Carr, defensora de una revolución del bienestar, es una fuente de inspiración y de información muy interesante.

The Chalkboard

thechalkboardmag.com

Revista sobre la buena vida que abarca desde la alimentación hasta cuestiones de estilo.

Clean Blog

blog.cleanprogram.com

Consejos para vivir y cocinar Clean.

Institute for Functional Medicine

www.functionalmedicine.org

Un sitio para informarse, estar al día de los programas de formación o buscar un médico funcional en tu zona.

Institute for the Psychology of Eating

psychologyofeating.com/blog/ipe-blog

Con Marc David al frente, trata los aspectos emocionales y espirituales de la alimentación. Consejos y herramientas de fácil aplicación.

Mark's Daily Apple

www.marksdailyapple.com

Guía sobre la dieta primitiva con abundante soporte científico.

Mind Body Green

www.mindbodygreen.com

Guía sobre el bienestar con innumerables aportaciones de profesionales de la salud.

Positively Positive

www.positivelypositive.com

Dosis diaria inspiradora de positivismo, con especial hincapié en el bienestar y en un estilo de vida equilibrado.

Sarah Wilson

www.sarahwilson.com.au

Información fácilmente digerible sobre la sanación del intestino, dietas nutritivas y recetas.

Skin-Deep Cosmetics Database

www.ewg.org/skindeep

Esta base de datos ofrece soluciones prácticas para evitar la exposición cotidiana a los agentes químicos presentes en cosméticos y productos de baño.

En <www.cleangut.com> encontrarás muchos más recursos, incluyendo una lista de productos recomendados, más recetas y guías de compra.

Agradecimientos

Gracias:

A mi mujer, Carla, y a mis hijos, Grace, Judah y Uma Junger.

A mi padre, Alberto, que me observa y me protege desde arriba.

A mi madre, Muky, y a Herbert Donner. A mis hermanas, Anabella y Andrea; a sus parejas, Javier Rodríguez y Daniel Tugentman, y a sus hijos, Manuel y Clementina.

Al equipo de Clean, Albert Bitton, Dhrumil Purohit, Kaya Purohit, Harshal Purohit, Hema Shah, John Rosania, Bonnie Gerlaugh, Robert Domingo, John Hand, Jessi Hinze, Jenny Nelson y Shannon Sinkin.

A mi editor, Gideon Weil.

Un agradecimiento especial a Dhrumil Purohit y a John Rosania por toda su ayuda en la redacción de este libro y por escribir los principios básicos.

Y a todos mis pacientes y lectores.

Índice analítico y de nombres

Intestino sano vida sana de Alejandro Junger
se terminó de imprimir en marzo de 2018
en los talleres de
Impresora Tauro S.A. de C.V.
Av. Plutarco Elías Calles 396, col. Los Reyes,
Ciudad de México